ÉTABLISSEMENT THERMAL

SULFUREUX

D'ALLEVARD (Isère)

DE LA

CURE DU PETIT-LAIT

DANS LE TRAITEMENT

DES MALADIES CHRONIQUES

NÉVROSES, TROUBLES FONCTIONNELS DES ORGANES DIGESTIFS,
LES PLÉTHORES, LA PHTISIE TUBERCULEUSE, LES AFFECTIONS CHRONIQUES
DES ORGANES RESPIRATOIRES, LES MALADIES DU CŒUR
ET LES MALADIES DE LA PEAU

par

le Docteur NIÈPCE

MÉDECIN INSPECTEUR

*Chev. de la Légion-d'Honneur, Lauréat de l'Institut
et de l'Académie de Médecine.*

———

PARIS

LIBRAIRIE VICTOR MASSON

PLACE DE L'ÉCOLE DE MÉDECINE

—

1875.

ÉTABLISSEMENT THERMAL

SULFUREUX

D'ALLEVARD (Isère)

DE LA

CURE DU PETIT-LAIT

DANS LE TRAITEMENT

DES MALADIES CHRONIQUES

NÉVROSES, TROUBLES FONCTIONNELS DES ORGANES DIGESTIFS,
LES PLÉTHORES, LA PHTISIE TUBERCULEUSE, LES AFFECTIONS CHRONIQUES
DES ORGANES RESPIRATOIRES, LES MALADIES DU CŒUR
ET LES MALADIES DE LA PEAU

par

le Docteur NIÈPCE

MÉDECIN INSPECTEUR

*Chev. de la Légion-d'Honneur, Lauréat de l'Institut
et de l'Académie de Médecine.*

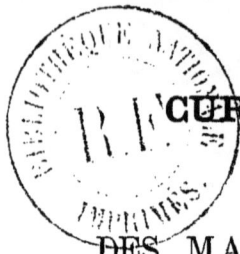

———————◦◦◦◦◦◦◦◦◦———————

PARIS

LIBRAIRIE VICTOR MASSON

PLACE DE L'ÉCOLE DE MÉDECINE

—

1875.

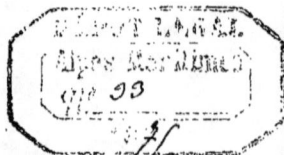

DE LA CURE DU PETIT-LAIT.

Dès la plus haute antiquité le lait a été considéré comme
un excellent moyen hygiènique et curatif dans un grand
nombre de maladies chroniques; mais les anciens auteurs
ont peu parlé du petit-lait. Galien est le seul qui l'ait
signalé sous le nom de Melca. Il faut venir jusqu'à l'année 1749 époque à laquelle Hoffmann fit connaître dans
un mémoire publié à Halle les propriétés médicales de
ce produit organique et indiqua le moyen de préparer
en grand le petit-lait et de l'employer en thérapeutique.

Le célèbre professeur de Halle publia plus tard un
second mémoire dans lequel il s'efforça de montrer les
précieux avantages que la médecine peut retirer des mé-
langes soit du lait, soit du petit-lait avec les eaux minérales.

Ce fut à Gaïs, sur le plateau d'Appenzel que l'on créa
le premier établissement pour cette nouvelle cure. Les
succès obtenus engagèrent les allemands à multiplier les
stations de bains de petit-lait dans toute la Suisse allemande, dans les montagnes du Tyrol, dans la Hongrie
et même dans les chaînes secondaires de l'intérieur de
l'Allemagne.

On choisit de préférence des lieux élevés, connus par
la pureté de l'air, par son renouvellement facile et bientôt,
tout près de Gaïs, dans le canton d'Appenzel (940) mètres
d'altitude, on construisit l'établissement de Weisbad (820)
mètres, ceux de Gunten, d'Heiden (800) mètres, dont l'ins-
tallation plus confortable, mieux entendue peut recevoir
600 malades. Ce site domine le lac de Constance et offre
des points de vue admirables. Les stations de petit-lait
se multiplièrent rapidement en Suisse et bientôt fut créé
près de Soleurre celui du Weissenstein. Sur les bords du
lac des quatre cantons, non loin de Lucerne, on fonda
ceux du Righi, de Sælisberg et à l'extrêmité du lac de
Thun, au pied de la Jung-frau, dans la belle vallée
d'Interlaken on éleva la station de ce nom.

Dans les quatre établissements de bain de petit-lait,
construits dans le canton d'Appenzel, on utilisa exclusivement le petit-lait de chèvres. Cette nouvelle cure,
les résultats obtenus, engagèrent presque tous les direc-
teurs d'eaux minérales allemandes, de faire venir des
bergers d'Appenzel avec quelques chèvres, s'inquiètant
peu si les pâturages étaient analogues à ceux de la
Suisse et si les qualités du petit-lait étaient les mêmes.
Pourtant il suffit de parcourir les pâturages des Alpes et
des hautes montagnes couvertes de plantes aromatiques, de
prairies émaillées de fleurs inconnues dans les plaines
et sur les montagnes peu élevées de l'intérieur de l'Allemagne pour comprendre que les qualités du petit-lait
des stations thermales, d'Ems, de Soden, de Baden, de
Hombourg que distribuent chaque matin, des bergers
revêtus du costume d'Appenzel, aux malades de ces stations, ne doit pas avoir les mêmes vertus médicatrices
que le petit-lait des pâturages situés à une certaine
altitude.

Dans tout le Tyrol on voit de nombreuses stations pour
la cure du liquide sero-lacté; ainsi Kreuth, à 945 mètres,
au milieu de sites pittoresques fort remarquables; Rei-
cheuhall, 460 mètres visité chaque année par plus de
5,000 malades qui viennent y faire usage de ses sources
chlorurées sodiques, soit pures, soit mélangées avec le
petit-lait. Un peu plus loin se trouve Ischl, Aussée,

Gunden, stations situées dans cette magnifique vallée d'Ischl, séjour de prédilection des malades de l'Autriche, dont l'établissement thermal possède des eaux chlorurées sodiques si réputées à Vienne. Dans cette station on y fait un grand usage du petit-lait soit de vaches, de brebis ou de chèvres.

L'intérieur de l'Allemagne possède également des stations pour cette cure; ainsi dans le Hanôvre, l'établissement de Rehburg signalé par les intéressantes études du petit-lait, du professeur Benèke, attire une grande affluence de malades. Sur les bords du Rhin, Schlangenbad, Gleisweiled, Baden, Creusnach, Schwalbach, Kissingen, ont annexé à leurs établissements thermaux la cure de petit-lait. Partout on l'utilise à l'état de mélange avec ces diverses eaux minérales.

La plupart des praticiens allemands qui ont étudié l'action du petit-lait ont publié des travaux très-remarquables sur ses propriétés médicales. Les plus importants sont ceux de Lerch [1], de Liebig [2], de Seegen [3], du docteur Habel [4], de Benèke [5], un des plus importants, renfermant toute sa théorie chimique sur la valeur des composés qui constituent le petit-lait. Il faut encore signaler les études intéressantes d'Eyl [6], de Kolsracch [7], la monographie fort étendue publiée par Kramer [8], sur les résultats obtenus par la cure du petit-lait à l'établissement de Kreath.

En 1844 le docteur Heine a consigné dans un excellent mémoire les bons effets obtenus à Gaïs par le petit-lait de chèvre. La monographie publiée par le docteur Klein renferme des aperçus très-importants et des résultats cliniques sérieux sur l'usage du liquide sero-lacté observés à Méran, station des plus importantes et où se rend chaque

(1) LERCH. *Enleituny in die mineralqquellenlehere,* Erlangen, 1837.

(2) LIEBIG. 33mo Lettre sur la chimie, page 139.

(3) J. SEEGEN. *Compendium der Allgemeinen andspeicellen Heilquellenhere.*

(4) HABEL. *Uber die Bereitung der kech und schafmolken und.* Vien. 1858 *Ihren medicinischen gebranch.* Vien. 1842.

(5) BENÈKE. *die Rationalitat der Molkenkuren.* Hannover, 1853.

(6) EYL. *die Molkenaustalt zu bad Rebburg.* 1844.

(7) KOLSRAUCH. *Uber die Molkenaustalt zu Rebburg.* Hannover, 1841.

(8) KRAMMER. *die molken Badeanstalt Krenth.* Munchen 1841.

été une très-grande affluence de malades, attirés par la double cure du petit-lait et de raisins, par la pureté de l'air de cette belle vallée et par la douceur de son climat qui en permet le séjour prolongé pendant toute la durée de l'automne.

Le docteur Sigmund [1] de Vienne dont la réputation est très-étendue en Allemagne, considère le petit-lait comme une eau minérale de nature organique, douée de propriétés beaucoup plus puissantes que les eaux minérales. Pendant son séjour à Nice pendant l'hiver dernier, j'ai eu de longs entretiens avec ce savant praticien sur les divers modes d'action de ce liquide sur l'organisme, les bons résultats qu'il en obtenait et sur son usage dans un grand nombre d'affections chroniques. J'ai pu apprécier ainsi les bons effets que la médecine allemande en retirait, et si nous ne partageons pas les mêmes idées sur la théorie chimique de ce médicament, nous sommes d'accord sur son application et son utilité. Ce qui me paraît le plus important.

Il faut encore ranger parmi les travaux intéressants des praticiens allemands sur le petit-lait, l'ouvrage de Mojsisoviez [2], professeur à l'Université de Vienne, sur l'emploi de ce liquide et les faits observés à l'établissement de Bade près de Vienne, contenant d'excellents apperçus pratiques sur cette cure. Il faut également citer le traité classique de Helfft [3] de Berlin, renfermant des indications chimiques fort utiles sur l'usage du petit-lait, la méthode à suivre dans son emploi et les effets que les malades en retirent. Ce praticien considère ce liquide comme un des plus puissants moyens de traitement qui existent dans la nature et qu'elle ait mis à notre disposition.

Kiechenmeister a publié [4] aussi de bonnes observations sur la cure du petit-lait et son travail est souvent cité par Lersch. Le docteur Spirgatis, [5] auteur d'une monographie estimée en Allemagne, s'est longuement étendu

(1) HEIM. *Molkenkuren* (Berlin) *die Reilkrafte der Alpenzie genmolken*.
(2) KLEIN. *Uber meran in gunsburgs Zeitschrift*, 1848.
(3) SIGMUND. *Siidliche Klincatische Kurorte.* Vien. 1857.
(4) MOJSISOVIEZ. Vien 1853, *Uber die Bereitmcy*.
(5) HELFFT. Berlin, *Handbuch der Balneotherapie*.

sur l'analyse de ce liquide. Le docteur Reil [1] a fait une étude complète sur le petit-lait provenant des divers pâturages des Alpes et signale la différence de ce liquide suivant l'altitude des prairies, et la température. Il a remarqué et j'ai souvent vérifié la vérité de ce fait, qu'une pluie de quelques jours développe dans la liqueur une saveur plus prononcée que par le beau temps et il semble que l'humidité qui favorise la fermentation acide, dissous plus facilement l'arôme des plantes et en transporte rapidement le goût dans le lait. Il ne faut pas oublier de parler de l'ouvrage remarquable du docteur Polak sur la station d'Ischl dans le Salzbourg.

Tous les travaux dont l'énumération vient d'être faite témoigne de l'importance et de la valeur du médicament. Tout en faisant la part de leur trop grande multiplicité, de l'exagération trop enthousiaste de quelques auteurs, il faut cependant convenir que ce liquide a des propriétés curatives bien réelles, puisque les établissements se sont multipliés en un très-grand nombre et qu'ils attirent chaque été une affluence de plus en plus considérable de malades. Il ne faut pas nier l'importance du changement de séjour car les stations situées dans les localités élevées, dans les vallées pittoresques des hautes montagnes dont les sites variés offre à l'imagination des contrastes nouveaux et variés réunissent les conditions les plus favorables contre les maladies nerveuses si diverses pour lesquelles on conseille ordinairement cette cure. Il est certain qu'en quittant les villes dont l'air est toujours malsain pendant les chaleurs de l'été, pour habiter les lieux élevés, le bord des lacs, des endroits boisés et où l'eau tombant de cascades en cascades raffraîchit sans cesse l'air désséché, les malades se trouvent dans les meilleures conditions pour suivre une médication dont les effets seront d'autant plus rapides que l'esprit des malades est modifié par des conditions hygièniques nouvelles et tout-à-fait différentes de celles au milieu desquelles ils vivent dans le séjour des grandes villes.

---

(1) KIECHENMEISTER. *in Enleitung*, etc. page 176.
(2) SPIRGATIS. *in Buchners repertorium*.
(3) RHEIL. *Balneologische Leitung,* 1856.

J'avoue que je n'étais pas très-convaincu de la valeur du petit-lait lorsque je fis établir à Allevard l'établissement de petit-lait, annexé au grand établissement thermal des eaux sulfureuses, malgré les mémoires des auteurs allemands dont je m'étais entouré. L'expérience est venue bien vite me démontrer la vérité des faits cités par eux.

Ce fut en 1849, que je fis installer, en France, le premier établissement pour la cure du petit-lait, dans la belle et plantureuse vallée d'Allevard, dont le climat est fort doux, dont l'air est peu mouvementé et convient si bien au rétablissement des maladies nerveuses.

Cette gracieuse vallée entourée de montagnes couvertes de prairies, semées de châlets et de bouquets d'arbres, sillonnées de ruisseaux dont les eaux forment de délicieuses cascades, a reçu le nom de Suisse du Dauphiné, possède également de vastes glaciers complétant la grandeur, la majesté du paysage. Les riches pâturages de cette contrée dont les sommets dépassent 3,000 mètres réunit les conditions les plus favorables pour une station de petit-lait. Plus de 500 chèvres, des troupeaux de plusieurs milliers de brebis de race mérinos, assurent des quantités énormes de petit-lait pour la boisson. Quant aux bains, ils sont assurés par plus de 3,000 vaches disséminées dans les châlets de ces montagnes.

Dès l'année 1851 [1], je fis paraître mon premier mémoire sur l'action du petit-lait, en boisson et en bains, soit pur, soit à l'état de mélange avec l'eau sulfureuse d'Allevard. Je citais quelques observations démontrant son efficacité dans les maladies nerveuses, dans celles des voies respiratoires, du tube digestif, du foie et dans certaines formes d'affections de la peau.

En 1858 [2], je publiais un second mémoire sur ce même liquide où je démontrais son utilité si précieuse et si remarquable dans les maladies de cœur, et principalement dans les palpitations nerveuses de cet organe. J'indiquais

---

(1) NIÈPCE, *Mémoire sur l'action du petit-lait*. Baillère 1850.

(2) NIÈPCF *de l'action des bains de petit-lait dans les maladies du cœur et principalement dans les palpitations nerveuses de cet organe*. J. B. Baillière 1858.

l'effet si étonnant du bain du petit-lait sur la circulation qui, chez un certain nombre de malades, s'abaisse d'une manière très-notable, au point de ne donner quelquefois que trente-quatre pulsations.

La température ordinaire à laquelle je prescris ces bains de petit-lait contre les palpitations, varie de 32 à 36 degrés. Les observations que j'ai recueillies sur 317 malades m'ont donné des résultats très-intéressants sur lesquels je m'étendrais fort longuement un peu plus loin. Je crois devoir ici être en droit de réclamer la priorité pour ce fait physiologique important que j'ai signalé à l'attention des médecins comme pour avoir été le premier, le créateur en France d'une station de bains de petit-lait.

Parmi les meilleurs traités sur la cure du liquide séro-lacté, publiés en France, il faut signaler l'excellent ouvrage du Dʳ Carrière [1]. Intitulé, *Les cures de petit-lait et de raisins en Suisse et en Allemagne*. Cet ouvrage parut en 1860 à Paris, et peut être considéré comme une monographie utile du traitement des névroses, des troubles fonctionnels des organes digestifs, indiquant ses propriétés remarquables et les bons effets que les allemands en ont obtenus dans le traitement de la phtisie turberculeuse, des bronchites, etc. Ce savant, praticien s'est longuement étendu sur les théories allemandes qui considèrent le petit-lait comme une eau minérale organique, plus puissante que les eaux minérales naturelles inorganiques [2].

Il importe également de signaler l'intéressant mémoire présenté et lu à la Société Hydrologique de Paris, par le Dʳ Labat, sur la cure du petit-lait, publié en 1874 [3].

En 1867 le Dʳ Roubaud consigna aussi dans un mémoire les observations qu'il avait rapportées d'un voyage aux diverses stations d'Allemagne et de la Suisse, soit à Horn, à Rosbach, etc., [4].

---

(1) CARRIÈRE, *Les cures de petit-lait en Allemagne*.

(2) CARRIÈRE. *Les cures de petit-lait et de raisin*. Paris, Victor Masson (1860).

(3) ROUBAUD. *Les cures de petit-lait*. Paris, 1867.

(4) LABAT. *La cure de petit-lait*. 1874, Société Hydrologique.

Le docteur Constantin James signale aussi dans son guide aux eaux minérales toutes les stations pour la cure du petit-lait (5).

(5) CONSTANTIN JAMES. *Guide aux eaux minérales.*

Chapitre Premier

La cure du petit-lait,

Sa composition chimique, son aspect, sa fabrication, sa facilité de décomposition, sa conservation, sa différence suivant les animaux el les pâturages.

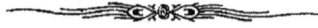

Le petit-lait, *serum lactis, schotten* des Suisses, *melca* des auteurs anciens, Galien, Pline ; *molken* des Allemands, *siero* des Italiens, *wey* des Anglais, est un liquide obtenu après la coagulation du lait et la séparation du coagulum appelé fromage au moyen de la présure, ou de liqueurs acides, telles que l'acide sulfurique, tartrique ou acétique.

Suivant Soubeyran « la véritable cause de la coagulation du lait, est la présence d'une certaine quantité de pepsine, ferment particulier qui préside à la digestion des matières animales et qui jouit de la propriété remarquable de les coaguler par une première action et de les redissoudre par une action subséquente. Dans la coagulation du lait, le premier effet est seul produit : » (1) La coagulation sépare du lait la plus grande partie des matières solides qu'il contient, beurre, caséum et il ne reste plus dans le liquide qu'une très-petite quantité de matières grasses, crême, fromage, du sucre, différents sels et une forte proportion d'eau.

C'est un liquide, verdâtre ou légèrement opalin d'une saveur douce aromatique. Suivant que les troupeanx paissent dans des pâturages plus ou moins élevés, que leur nourriture est plus exclusivement composée de fleurs, le petit-lait au lieu d'avoir une couleur vert-jaunâtre prend une coloration légèrement blanchâtre, sa consistance devient plus opaque, et l'on serait tenté de croire qu'il contient encore un peu de lait.

(1) Soubeyran. *Traité de pharmacie théorique et pratique 1874.*

Mes analyses, mes expériences multipliées à ce sujet, soit en cherchant à séparer les matières grasses ou le caséum qui auraient pu rester dans le liquide, l'examen au microscope pour trouver les globules du lait, m'ont toujours démontré que dans ce cas, la coagulation était complète; mais, que ce phénomène se produisait lorsque les vaches se trouvaient à une altitude de 1,700 à 2,000 mètres, du 20 juillet au 20 août lorsqu'elles atteignaient les pâturages situés à cette hauteur.

Le petit-lait de brebis offre presque toujours cet aspect, tandis que le lait de chèvres reste constamment verdâtre.

La densité du lait variant de 1030 à 1035, celle du petit-lait n'est plus que de 1024 à 1030 après la séparation des matières solides, beurre, caséum. Son analyse présente les mêmes principes que l'on trouve dans le lait, moins les substances solides coagulées; cependant il contient encore quelques traces des principes solides qu'il est très-difficile de séparer entièrement.

Diverses analyses ont été faites de toutes les espèces de lait. Dans son excellent ouvrage sur le petit-lait, *Die Rationalitat der Molkenkuren,* le Dr Beneke, à la page 12, donne le résultat de plusieurs analyses faites par les chimistes Simon, Chevallier et O. Henry plus récentes que celles qui avaient été faites auparavant.

	Lait de femme.	Lait de vache.	Lait de chèvre.	Lait de brebis.
Eau.	887	842	868	919, 6
Parties solides .	113	158	132	161
Caséum . . .	32	69, 5	40, 2	71, 2
Beurre. . . .	31	46, 5	33, 2	47, 3
Sucre de lait .	51	39, 5	52, 8	50, 7
Sels.	2, 25	9, 5	5, 8	5, 9

De nombreuses recherches analytiques ont été faites pour doser exactement la quantité du sucre de lait en dissolution dans le serum. Les auteurs Allemands Spirgatis, Lersch, Helfft ont rassemblé dans leurs ouvrages toutes les analyses publiées par les chimistes

Des quantités de sucre dans les laits employés en médecine.

Analyses indiquant les proportions de sucre.

Différentes espèces de lait.	Noms des chimistes.	Proportions de sucre pour chaque kilog. de petit-lait.
Lait de femme .	Simon, Chevallier, Henry (Ossian).	51 grammes
Lait de vache. .	Playfair, Herberger, Poggiale, Klenke, Béze-lius, Chevallier Neu-hacier, Thomson, Mathey, Liebig.	38 gr., 40 cent.
Lait de brebis .	Chevallier, Valentin.	42,40
Lait de chèvre .	Pagen, Chevallier, Lehmann, Liebig.	88,50
Lait d'ânesse. .	Lehmann, Péligot, Simon, Pagen, Liebig, Chevallier, Henry.	49,50

Berzelius, à la 627, du tome 7, de son traité de chimie, indique que la pésanteur spécifique du lait de vache est de 1,030.

Le lait écrêmé, donne, suivant ce chimiste :

Matière caséeuse contenant du beurre. . . . 2,600
Sucre de lait 3,500
Extrait alcoolique acide lactique et lactates. . 0,600
Chlorure potassique 0,170
Phosphate alcalin, potassique et sodique . . . 0,025
Phosphate calcique, chaux combinée avec la ma-
tière caséeuse, magnésie et traces d'oxide de
fer 0,230
Eau 92,875

Pfaff et Schwartz ont trouvé que 1000 parties de lait de vache désséchées et calcinées, laissaient : cendres . . 3,742 parties donnant :

Phosphate calcique 1,805
Phosphate magnésique 0,170
Phosphate ferrique 0,032
Phosphate sodique 0,225
Chlorure potassique 1,35
Chlorure sodique 0,115
Sulfate sodique 0,032

Pesanteur spécifique des différents laits.

ANIMAUX	DENSITÉ.
Lait de vache . .	1,030
Lait de chèvre . .	1,036
Lait de brebis. . .	1,035
Lait d'ânesse . . .	1,023
Lait de jument . .	1,036

Suivant les docteurs Vernois et Becquerel, un kilogramme de petit lait de chèvre donne 6 grammes 18 cent. de produits incinérés ; 1 kilo de petit-lait de brebis donne 6 gr. 64 ; 1 kilo de lait d'ânesse fournit 5 gr. 24 cent.

D'après les recherches analytiques de Haidlen, de Spirgatis, de Lersch, Benèke indique encore des quantités notables de sulfate sodique. La présence de tous ces sels pourrait faire comparer le petit lait à certains types d'eaux minérales et en faire une eau minérale sans analogue puisque cette eau est de nature organique et qu'elle contient de sucre. Ce liquide est donc un moyen thérapeutique, puissant, offrant au praticien habile à l'administrer des ressources d'autant plus actives qu'il se présente sous deux formes organiques et chimiques différentes, soit qu'on l'emploie lorsqu'il vient d'être préparé et que sa réaction est alcaline, soit lorsqu'il a subi la réaction acide et qu'il contient de l'acide lactique. On verra plus loin combien son action sur l'organisation est différente, combien les effets qu'il détermine sont différents, suivant qu'il est sucré et alcalin, ou qu'il est devenu acide.

La nature des plantes qui constituent les pâturages, la position de ces derniers, leur altitude, la température, exercent une influence positive sur la composition du petit-lait.

Plus les vaches s'élèvent, plus le lait emprunte d'arôme aux plantes dont se nourrissent les vaches. Lorsque les troupeaux sont arrivés à l'altitude de 1,700 à 2,000 mètres, les plantes aromatiques dominent, les violettes exhalent leur suave parfum et communiquent au lait cet arôme que les bergers apprécient et qui leur produit le meilleur beurre ou le meilleur fromage. Par les temps secs, le petit-lait a un goût, un parfum d'autant plus prononcé, plus agréable que les pâturage sont plus tournés au midi et plus aromatiques.

Le petit lait, tel que le fournissent les châlets alpestres est un liquide jaune, verdâtre, sans acidité, d'une saveur sucrée et légèrement aromatique.

ll s'obtient de la manière suivante :

Petit-lait de vache.

Les vaches subissent deux traites, celle du matin et celle du soir. Le Suisse, c'est-à-dire le berger qui fait le fromage, verse dans une chaudière placée sur le feu, le lait de la traite, et lorsque la température est voisine de l'ébullition dont le degré varie suivant l'altitude du lieu, puisqu'on sait qu'à mesure que la colonne baromètrique s'abaisse, le niveau du point d'ébullition de l'eau s'abaisse également, il ajoute au lait la quantité de présure nécessaire pour le coaguler.

La coagulation s'opère rapidement et l'on éloigne aussitôt du feu le liquide dont on enlève aussitôt le caséum que l'on dépose dans les moules à fromage. Le liquide qui reste dans la chaudière est le petit-lait que l'on verse aussitôt dans de petits tonneaux de la capacité de 50 litres chaque, qui, placés sur le dos des mulets, est aussitôt descendu à l'établissement pour être immédiatement employé en bains. Le petit-lait qui sert à la boisson se prépare à l'établissement même. On descend le lait aussitôt après la traite, on en sépare le caséum de la même manière et les malades le boivent dès qu'il est un peu refroidi. La même préparation se fait pour les laits de chèvre et de brebis destinés à la boisson du petit-lait.

Les analyses rapportées précédemment indiquent de la manière la plus évidente que le petit lait des divers animaux ne se rassemble pas plus que leur lait; ainsi la densité du lait de brebis est plus considérable, celle du lait d'ânesse, reconnu par sa légèreté est la moins forte. Il contient aussi moins de matières grasses, moins de caséum et de sels. Les propriétés médicales de divers petits-laits, diffèrent essentiellement, de même que leurs propriétés chimiques.

Tous les auteurs Allemands qui ont écrit sur le petit-lait, considèrent ce liquide comme ayant une grande analogie avec les eaux minérales et peut être comparé à plusieurs d'entre elles. Cependant il présente une très-grande différence bien qu'il contienne des sels semblables à ceux des eaux minérales, et il ne faut pas oublier que c'est un liquide sucré, doué de propriétés organiques qui le mettent plus en rapport avec notre économie. Les petits-laits de chèvres, de brebis et de vache sont aussi différents que les laits de ces animaux. Les proportions des sels sont différentes, les qualités du sérum ne sont pas les mêmes, et les propriétés thérapeutiques de chacun d'eux sont distinctes comme l'expérience l'a démontré.

CHAPITRE II.

Effets thérapeutiques.

Les études que j'ai faites depuis vingt ans, les observations si multipliées que j'ai recueillies à l'établissement thermal d'Allevard, m'autorisent a formuler ici toute ma pensée sur les propriétés médicatrices du liquide sero-lacté.

Il faut avouer que les médecins Allemands qui ont publié tant de travaux sur les vertus du petit-lait, en ont exagéré la valeur. Ils en ont fait pour ainsi dire une panacée universelle. Ils l'ont prescrit dans un si grand nombre de maladies qu'ils ont fait naître des doutes. Je me bornerai a dire ici les résultats de mon expérience et à signaler franchement et avec toute la sincérité dans quelles maladies, son usage peut être conseillé et les services qu'il peut rendre. Sa composition, ses effets le doivent faire considérer au début comme exerçant une action purgative et déterminant des effets qui le range parmi les médicaments altérants, modifiant les liquides et les solides de l'organisme. Cette action altérante est manifeste lorsqu'on en prescrit l'usage dans les affections cutanées. Dans son excellent travail sur la cure de petit-lait, Lersch s'exprime ainsi: « Les effets altérants du petit-lait n'ont pas besoin de démonstration. L'altération est un changement moléculaire favorable qui se produit dans les humeurs et les parties solides de l'organisme. Le petit-lait détruisant les obstructions dans les organes, modifie les molécules organiques, comme il modifie et change certains écoulements muqueux viciés ou trop abondants, et améliore évidemment les liquides et produit dans le sang des changements modificateurs évidents. Ce phénomène d'altération se manifeste surtout dans les affections cutanées qu'il améliore et guérit souvent. Son efficacité est manifeste, réelle dans les cas d'éréthisme nerveux et d'irritabilité qu'une cause morale ou physique place dans un état d'excitation assez grave pour troubler profondément l'organisme. Le petit-lait est souverain dans le cas de cette catégorie; il introduit des éléments d'ordre d'équilibre dans la circulation, au point de calmer tous les symptômes d'agitation et de ramener la santé. C'est encore par des effets sur le sang que peuvent s'expliquer ces phénomènes ».

Dans les pays chauds, en Italie, en Espagne, dans le sud de la France, tous les ans, au printemps, on utilise le petit-lait comme dépuratif et laxatif. Dans ces contrées où la bile domine chez un grand nombre d'individus, le petit-lait est pris comme purgatif. Cette boisson modifie les sécrétions intestinales. Il agit sur le foie comme agent désobstruant et facilite l'écoulement de la bile.

Cependant il arrive que certains malades ne peuvent en faire usage sans être fatigués. Quelques estomacs ne peuvent pas le digérer, malgré l'exercice recommandé aux personnes qui en font usage. Il pèse sur l'estomac, donne des coliques et développe des gaz.

La dose de la boisson du petit-lait est d'environ 500 à 800 grammes le matin, pris par verrées de 120 grammes de liquide à 20 minutes d'intervalle. A Allevard, son mélange avec l'eau sulfureuse en facilite la digestion et la tolérance. Il prévient la constipation produite si souvent par la boisson de l'eau sulfureuse. C'est une sorte de tisane animale dont le goût n'est pas désagréable; mais ne convient pas à tout le monde. Pris seul, lorsqu'il est bien toléré, il devient un laxatif doux et produit des évacuations faciles. J'en ai retiré d'excellents résultats dans les embarras gastro-intestinals, chez les individus chez lesquels l'état bilieux domine, dans certaines gastroentérites chroniques, chez les malades disposés aux coliques hépatiques, chez ceux dont les urines sont troubles, épaisses et rares. J'en ai retiré de bons effets dans les cas de pléthore abdominale. Il exerce une action temperante, sédative, manifeste sur les reins et la vessie. Il favorise l'excrétion de la gravelle et calme les douleurs, les spasmes qui compliquent les catarrhes de la vessie, chez les personnes âgées.

Les médecins Allemands accordent une grande confiance aux propriétés curatives du petit-lait dans les principales dyscrasies, et lui attribuent également les meilleurs effets dans les affections hyposthéniques.

Il est évident que ce liquide présente des propriétés remarquables que les observations rapportées plus loin feront ressortir.

Dans tous leurs travaux sur le petit-lait, les Allemands développent une théorie chimique qu'il me paraît fort difficile d'admettre sur l'action de ce liquide dans les diverses maladies pour lesquelles son usage est conseillé. Benèke (1) dans sa monographie du petit lait, Lersch (2) dans son traité de balnéo-

(1) BÉNÉKE. *Die Rationnalitat der Molkenkuren.*
(2) LERSCH. *Enleitung in die Mineralquelleeulehee*, Erlanyca 1871.

graphie, établissent un rapport qui existerait entre les vices des humeurs et les qualités du remède qui, introduit dans l'économie rétablirait leur condition normale. Ces praticiens veulent que le petit-lait rétablisse dans les liquides de l'organisme, l'équilibre de composition lorsque tel principe est ou un excès ou que ses proportions ont diminué. Il est évident que si cette théorie était admise, était vraie, la médecine serait bien facile et la thérapeutique singulièrement simplifiée. Il faudrait avoir recours à l'analyse chimique et lui demander de rechercher si la composition des diverses humeurs de l'économie présente tous les principes qui peuvent y exister ; mais auparavant, il faudrait que la chimie ait reconnu la véritable composition de ces humeurs, et que les proportions des principes des liquides organiques fussent constantes.

Que l'on admette ou que l'on rejette la théorie chimique des Allemands, l'expérience, l'observation, bases sur lesquelles les vrais praticiens doivent toujours s'appuyer, démontrent que le petit-lait est un puissant moyen, qui, dans un grand nombre d'affections, contre lesquelles échoue si souvent la médication ordinaire, rend de grands services et doit-être considéré comme un puissant moyen curatif. Telle est ma conviction appuyée sur vingt ans d'études sur le petit-lait.

Suivant le docteur Lersch, le liquide sero-lacté privé des matières grasses, du beurre et du caséum ne contenant pas d'azote est un excellent moyen à préconiser et à mettre en usage dans les maladies où l'azote domine. Ce savant n'admet aucun changement dans l'organisme qui ne soit occasionné par un changement dans l'état des humeurs. Ainsi suivant lui, dans la tuberculose, et la scrofulose, l'albuminurie que l'on observe chez les malades, l'excès d'urée, d'acide urique d'oxalates dans leurs urines démontrent évidemment un trouble dans la composition des liquides organiques. Dans ces maladies à excès d'azote ou de produits albumineux, le petit-lait produit d'excellents effets que l'on ne saurait récuser. Ainsi si chez un grand nombre de goutteux le petit-lait produit de bons effets, les faits avancés par Lersch ne se vérifient pas toujours dans la scrofule si répandue, si commune parmi les populations des montagnes dont le petit-lait forme une grande partie de l'alimentation.

Dans son traité (Einleitung), Lersch dit : « Lorsque l'alcali du sang tend à se porter sur les parties adipeuses, pour y constituer des formations nouvelles ou fournir à leur accroissement, le petit-lait est très-utile. Lorsqu'il y a dans la masse

du sang augmentation d'azote soit à l'état libre, soit à l'état
de combinaison, il s'y passe d'autres changements; les proportions de phosphate de chaux et celles du fer s'abaissent,
tandis que les proportions des bases alcalines s'élèvent: de là
un surcroit d'un principe dont l'excès, en se transportant dans
les diverses régions de l'économie, doit servir de cause à un
phénomène de l'ordre anormal ou pathologique. » Ainsi d'a-
près les observations des praticiens allemands, le petit-lait
peut être conseillé très-avantageusement dans les congestions
sanguines du foie qui en augmentent le volume, qui modi-
fient sa texture, dans les affections catarrhales pulmonaires
à excrétion abondante et entretenus par des épaississements
sous-muqueux, dans les maladies cutanées à formes humides,
dans les ulcèrations de la peau, les caries des os entretenues
par un mouvement fluxionnaire difficile a enrayer.

Si l'expérience a démontré l'efficacité du petit-lait dans les
maladies précédentes, sa puissance médicatrice est encore
bien plus manifeste contre les affections du système nerveux,
les névralgies et les névroses multiples que l'on observe chez
les personnes nerveuses et irritables. J'ai vu des névroses graves ayant résisté à toutes les ressources de la médecine, à
l'action si puissante de l'hydrothérapie présentant les phénomènes les plus graves, être rapidement modifiées et guéries par les bains de petit-lait. Lersch, Benèke, Moisisoviez
sont dans le vrai, quand ils affirment que le petit-lait rend
les plus grands services dans l'hypocondrie et les crises hystériques. Mes observations viennent à l'appui des écrits de ces
savants praticiens et je possède plus de 80 observations bien
caractérisées qui m'ont acquis la conviction que chez les hy-
pocondriaques et surtout chez les hystériques la maladie gué-
rissait rapidement.

Il est évident que la boisson du petit-lait agissant comme
médication délayante, purgative, fondante et altérante produit
sur le foie, sur les organes gastro-spléniques et intestinaux
une action manifeste qui modifie ces organes et rétablit l'é-
quilibre, troublé soit dans les liquides, soit dans les solides.
Toutefois il est indispensable dans ces cas de conseiller aux
malades l'usage des bains séro-lactés qui sont le complément
indispensable de la cure.

Dans l'hypochondrie affection complexe dans laquelle on
observe des troubles abdominaux, et des phénomènes nerveux
dépendant du cerveau, on voit si c'est la première qui domine,
une véritable affection du foie, manifestant ses phénomènes

caractéristiques. Alors les symptômes spleno-gastriques agissent évidemment sur l'appareil gauglionnaire du grand sympathique détermine la forme névropathique très-accentuée. Lorsque la maladie affecte la forme nerveuse pure et offre les caractères attribués à la lypémanie par certains auteurs, les praticiens allemands considérent toujours cette forme, comme une conséquence de troubles abdominaux et dans ces cas là, ils ont toujours recours aux remèdes résolutifs, purgatifs et fondants et c'est alors qu'ils conseillent les sources de Carlsbad, de Kissingen, etc., soit pures, soit concurremment avec la cure du petit-lait. Le célèbre praticien Hufeland préconisait surtout le petit-lait contre ces affections.

Les observations que j'ai recueillies et qui seront rapportées plus loin seront la preuve de l'efficacité du petit-lait pris soit en boisson, soit en bains, dans les cas les plus prononcés d'hypochondrie. Il est évident pour nous que si chez certains hypochondriaques, chez lesquels, on observe une succession d'états névropathiques, privant ces malades de calme, de repos, les tenant constamment dans un état d'inquiétude douloureuse, d'agitation les rendant tristes, colères, incapables de se livrer à aucun travail, ces troubles nerveux ne sauraient trouver de meilleur remède que le petit-lait. Dans l'hystérie, caractérisée par ces crises convulsives, cette véritable révolte des organes du bassin, alors qu'on voit ces secousses si terribles de tous les membres, de tous les muscles du tronc avec ces contractures musculaires si énergiques, auxquelles succède un abattement très-profond, le liquide sero-lacté produit alors des effets sédatifs aussi rapides que remarquables. J'ai pu constater la vérité, l'exactitude des faits avancés par le professeur de Vienne qui préconise l'usage de la boisson et celui des bains de petit-lait dans les affections utérines.

L'action bienfaisante et utile du petit-lait ne se borne pas au traitement des maladies dont il vient d'être question. Ce liquide a une action réelle, manifeste contre la phthisie maladie si grave, si fréquente qui décime les populations et si rebelle à toutes les médications usitées. La tuberculose, suivant les praticiens allemands, peut être facilement modifiée et guérie par le petit-lait. Que devons-nous admettre des faits, des assertions avancés par Mojsoviez (1), dans son rapport médical sur le grand hôpital de Vienne, dont il est le principal médecin. Suivant cet habile praticien, à la page 70 de son rapport, il dit :

(1) Mojsoviez. *Aerztlicher Bericht, ans dem K. K. Allgemeinen Krankenhause zu Vien. Civiljahre* (1858).

« La puissance du petit-lait va jusqu'au miracle. » J'avoue qu'il
ne m'est pas permis d'avoir une foi aussi grande et que, comme
les médecins français, je n'ai pas une croyance miraculeuse
dans le petit-lait. Je me contente de dire que ce liquide
modifie assez souvent les caractères morbides de cette terrible
maladie, qu'il exerce une influence très-heureuse, fort remarquable au 1er degré de la phthisie ; mais si Mojsoviez, Benèke
ne veulent considérer que les bons effets du petit-lait dans les
cas seuls, où la maladie prend la forme aigue, fébrile, alors
que la disposition congestive sanguine est manifeste, qu'il se
présente des signes évidents d'éréthisme nerveux, en un mot
que la phthisie revêt la marche galopante, oui dans un certain
nombre de cas, l'effet sédatif est puissant, rapide et j'ai vu
souvent la maladie enrayée dans sa marche fatale sans pour
cela m'enthousiasmer au point de croire au miracle. Que
devons-nous croire des assertions des médecins allemands qui
préconisent si énergiquement le petit-lait dans la phthisie et le
considèrent comme le meilleur médicament contre cette terrible maladie ? Nous allons ici exposer le résultat de notre
longue expérience et parler sans exagération et sans enthou-
siasme. Nous avons lu avec la plus grande attention les écrits
de Lersch, empreints d'une savante érudition et d'une sage
critique. Ce praticien ne doute pas de l'efficacité du petit-lait
dans cette cruelle maladie. D'ailleurs tout observateur qui
parcourt, visite les diverses stations de bains de petit-lait
répandus dans toute l'Allemagne, qui y rencontre un con-
cours de plus en plus considérable de phthisiques au retour
de chaque saison, ne saurait douter de l'importance de ce
moyen curatif. Les faits que j'ai recueillis dans ma pratique à
Allevard m'ont démontré la vérité des écrits Allemands et me
font considérer le petit lait comme un très-puissant moyen
capable de rendre des services dans un grand nombre de cas de
phthisie, principalement au 1er degré, mais auparavant, il est
nécessaire de rechercher dans la composition du petit-lait, les
principes qui peuvent exercer cette remarquable action. On
a vu que ce liquide est un composé de différents sels. Or d'après
les analyses des chimistes ce serait le phosphate de chaux qui
domine, puis le chlorure de sodium, le sulfate de soude, etc.;
ce sont là les mêmes sels que l'on préconise contre cette maladie et que l'on prescrit journellement aux malades. Les auteurs
Allemands insistent sur la double action du soufre, et de ses
composés qu'il renferme. Mojisoviez conseille l'usage des eaux
sulfureuses concurremment avec ce liquide, et cette associa-

tion telle que je la pratique à Allevard en faisant prendre le petit-lait mélangé à l'eau sulfureuse m'a toujours produit les meilleurs résultats. Ce liquide contient en outre un sel phosphoré à dose assez élevée. Préparation si préconisée maintenant.

Suivant Benèke, Helfft, le sang subissant de notables modifications dans la tuberculose, c'est dans ces changements qu'il faut étudier la maladie, en rechercher la cause, et c'est à l'azote et à l'albumine dont les quantités augmenteraient considérablement qu'il faut attribuer la maladie. Il est évident que chez les phthisiques, l'air ne pénétrant pas en quantité suffisante dans les vésicules pulmonaires, l'oxygène n'est pas suffisant pour brûler les matériaux apportés par la circulation veineuse, pour opérer et produire cette activité combustive, l'hématose qui entretient l'équilibre des liquides organiques. Il résulte évidemment de cette première altération des conditions du sang, une diminution des doses du fer, des phosphates et un accroissement notable des quantités des autres sels. Ainsi suivant les auteurs allemands, la maladie dépendrait, du changement dans les proportions de l'azote et de l'albumine ; mais d'après les analyses chimiques, le contraire existerait. Loin d'augmenter, dès le début de la phthisie, la quantité d'albumine diminue du chiffre de 80 à l'état normal et descend à 71 [2]. La quantité de phosphate ne subissant pas de diminution, elle augmente de 0,360 à 0,493. La seule modification réelle qui existe dans les proportions du fer, c'est sa diminution constatée par Andral et Gavarret [3] qui démontrent qu'il doit en être ainsi, puisque le nombre des globules qui seuls contiennent l'oxyde de fer, diminuant, l'hématosine perd ses proportions. Suivant Liebig [4] les proportions de chlorure sodique diminuent aussi sensiblement dans le sérum du sang.

Mialhe dans son excellent ouvrage, Becquerel et Rodier, dans leur traité de chimie pathologique, ont démontré aussi la diminution du chlorure de sodium. Si nous examinons la composition chimique du tubercule que nous devons considérer comme l'origine et la cause appréciables des phénomènes sérieux de la phthisie, nous verrons que Thénard a démontré que le chlorure de sodium en forme à peu près la 50me partie. Suivant le chimiste de Berlin, Reus, ce sel s'y trouve dans de

(1) Beneke, Helfft Handbuch der Balnéotherapie. Berlin.
(2) Becquerel et Rodier, traité de chimie pathologique, page 55. Paris.
(3) Audral et Gaoaret traité d'hématologie. Paris.
(4) Liebig nouvelles lettres sur la chimie, 34e.

plus fortes proportions, associés avec des phosphates calcique et sodique, d'autres sels alcalins et l'oxyde ferrique. Aussi suivant la théorie Allemande, le chlorure sodique en moins grande quantité dans le sang, se reporte sur le tubercule. Il y aurait donc ainsi déplacement du sel qui du sang se porterait sur la matière tuberculeuse. D'après Liebig il n'est pas facile d'apprécier le rôle du sel marin dans l'économie, tandis qu'il est facile d'expliquer celui des phosphates qui sont les véritables matériaux de reconstitution du corps, tandis que les chlorures ne se trouvent ni dans les muscles, ni dans les os. Ce sel doit être nécessaire à certaines fonctions générales ; il est l'intermédiaire, le médiateur de certaines actions organiques. Il ne produit pas la chair, mais il neutralise les conditions défavorables à sa composition normale. Telles sont les idées émises par Liebig qui démontre que le sel a un grand rôle a remplir dans l'économie, « car s'il ne produit pas les substances plastiques, il domine de toute l'influence qui donne à cette propriété vitale les qualités qu'elle doit avoir pour la bonne composition des organes et des muscles qui constituent le sang, Carrière, page 67. Le sang est de la chair coulante, a-t-on dit avec raison. Sans le sel, ce serait encore de la chair à l'état liquide, mais non cette bonne chair nécessaire à la santé et à la vigueur. Puisque ce composé est le principe qui maintient l'état chimique du sang, l'abaissement de ses doses doit y porter le trouble, et il doit en résulter nécessairement une aberration profonde dans cette force plastique qui alimente et renouvelle les parties solides de l'économie. » De là, dit Mialhe, des créations, des dépôts de constitution organique, ou inorganique, qui se développent dans les divers systèmes, en dehors des lois de la vie ; de là le tubercule. Il est vrai cependant suivant Becquerel et Rodier, que la diminution du chlorure sodique dans le sang ne se constate pas seulement dans la phthisie pulmonaire ; car on l'observe dans d'autres maladies. Si les changements qu'il subit dans ses proportions, précèdent les premiers désordres au lieu de les suivre, il faut croire qu'ils ont une influence directe sur le développement de cette maladie ; et en médecine, une même cause peut produire des effets différents.

Telles sont les deux théories allemandes. L'une se base sur des données généralement adoptées, l'autre sur des données plus faciles a discuter. Dans la théorie de Liebig, il n'y a pas de doutes a opposer à ses idées sur le rôle du sel dans l'organisme ; il s'appuie sur des faits incontestables.

Dans la théorie de Benèke, est-il bien prouvé qu'il y ait excès de principes azotés dans le sang, au début de la phthisie? Que ce phénomène, s'il est positif, soit moins une coïncidence que la cause elle-même de l'évolution du tubercule? On peut admettre que, dans cette maladie, la transformation des éléments réparateurs s'opère lentement, et qu'il en résulte une sorte d'encombrement des produits de l'assimilation.

Liebig cite des faits chimiques, acquis à la science, d'après lesquels on peut admettre une relation de cause à effet entre cet ordre de phénomènes et la dégénérescence tuberculeuse des poumons. Benèke compose une théorie de toutes pièces, avec des faits faciles à contredire et d'autres qui résultent des conditions créées par le caractère particulier de la maladie, lesquelles nuisent à la facile assimilation des matières azotées. Les deux théories, ont cela de commun qu'elles justifient l'emploi du remède dont elles entraînent l'indication. Ainsi la cure du petit lait dans la phthisie est passée en Allemagne à l'état de croyance populaire car ce liquide non azoté et contenant le chlorure sodique renferme les deux principes des deux théories. Le liquide séro-lacté a donc une action double, diététique parce qu'il est privé de produits azotés, et moyen curatif par les sels qu'il contient; aussi les Allemands qui attribuent aux sels du petit-lait ses qualités curatives, considèrent ce liquide comme une véritable eau minérale douée de propriétés organiques, plus en rapport avec l'organisme vivant, plus assimilables et s'attaquant plus facilement aux maladies contre lesquelles on la conseille. L'expérience m'a démontré que son association avec les principes sulfureux de l'eau d'Allevard qui agissent avec une grande puissance comme résolutifs pour combattre l'irritation du système respiratoire, m'a démontré que toutes les fois que j'ai eu à traiter des malades chez qui la susceptibilité est vive, l'irritation manifeste, l'hémoptysie à redouter, le mélange du petit-lait avec cette eau sulfureuse produisait des effets de sédation très-remarquable, ces faits sont d'accord avec ceux observés par les praticiens allemands, qui prescrivent souvent ce mélange de petit-lait avec des eaux sulfureuses, qu'ils considèrent comme le meilleur moyen a employer contre la phthisie. Déjà en 1850, j'avais publié un mémoire intitulé de l'*Action du petit-lait* soit en boisson, soit sous forme de bains, soit pur, soit à l'état de mélange avec l'eau sulfureuse d'Allevard dans les affections chroniques de la poitrine. Depuis cette époque vingt-cinq années d'expérience sont venues me confirmer la vérité des faits

que je signalais alors. De même, que l'avait annoncé le docteur
Benèke, j'ai reconnu que le petit-lait ne réussissait pas toujours
lorsque la maladie était héréditaire ; mais qu'il exerçait toujours une action utile, favorable et produisait les meilleurs
effets, toutes les fois que la maladie reconnaissait pour cause
ces influences physiques ou morales qui altèrent profondément
la vitalité, soit chez les jeunes gens, soit à l'âge mûr. Il
produit de bons effets associé à l'eau sulfureuse, dans la phthisie liée à la scrofulose existant depuis la naissance. Malgré
la puissance curative du petit-lait contre la phthisie, on ne
doit pas perdre de vue que la tuberculose est une maladie qui,
lorsqu'elle a déterminé sa marche, ne s'arrête que très-diffici-
lement et que l'on doit commencer le traitement le plus près
possible de son début. C'est alors qu'il ne faut pas perdre de
vue la maladie, manquer l'occasion favorable et agir dès que
les symptômes deviennent évidents.

Connaissant tout le parti que les Allemands retirent de l'u-
sage du petit-lait dans la phthisie, j'ai cherché a propager cette
cure en France et dès l'année 1849, j'avais fait créer à Allevard
un établissement de bains de petit-lait. J'ai réuni tous mes
efforts pour faire adopter cette cure en France jusque là
tributaire de l'Allemagne. Je m'étais appuyé sur ce passage
d'Huffeland. « Toute phthisie est curable, ne perdons jamais ni
l'espérance ni le courage et faisons tout ce qui dépend de nous
pour atteindre ce but celui de la guérison. » Je n'ai eu qu'à
me féliciter de ce moyen que je désire faire mieux connaître
par la publication de ce mémoire. Je fais donc ici un nouvel
effort pour appeler l'attention des médecins français sur un
traitement aussi simple d'une maladie si grave, par un moyen
à la portée de tous, si peu employé en France et si largement
usité en Allemagne, qu'il est devenu populaire tellement l'expérience en a confirmé les bons effets. Espérons que le petit-lait
acquérera dans notre pays la faveur dont il jouit dans tout le
reste de l'Europe.

Ainsi que nous l'avons déjà dit plus loin, les propriétés
curatives du petit-lait en boisson, en bains, admises sans con-
testation, sont celles qui ont pour but de modifier les affections
du système spléno-gastrique, ou, en d'autres termes, la pléthore
abdominale. Suivant Lersch et Mojsisoviez le petit-lait exerce
une influence favorable dans les affections abdominales en
produisant une action dérivative et bienfaisante sur le tube
intestinal, ses bons effets dans les écoulements hémorrhoïdaires,
dans quelques formes de la diarrhée, dans les hydropisies et
dans les sécrétions vesicales ou vaginales.

La médication séro-lactée, dit Benèke, dans son ouvrage, page 60. «Ces phénomènes pathologiques consistent dans cet état pléthorique des viscères qui se fait remarquer par une gêne marquée dans la région des fausses côtes, par l'affaissement, le défaut d'énergie, la difficulté du travail, signes de l'embarras de la circulation ; dans l'hypochondrie qui a pour caractère la difficulté de digestion avec toutes les complications qu'elle entraîne. Dans l'hypérhémie de la région du bas ventre, qui se manifeste par le flux hémorrhoidal et par une gêne plus ou moins douloureuse dans l'excrétion urinaire ; dans cet état pathologique qui a pour symptômes la suspension chronique des fonctions de la peau, la permanence du froid aux extrémités, signes qui dénotent la concentration du sang, la turgescence des vaisseaux veineux ou artériels de l'appareil digestif. Dans ces diverses conditions qui sont la maladie ou la préparent, le système nerveux est toujours en souffrance, le moral est affecté et Benèke ajoute que la cure du petit-lait doit être continuée jusqu'à ce que la sensibilité se soit relevée de son affaissement et qu'une énergie renouvelée ait mis un terme à l'état physique et moral qui caractérise la pléthore abdominale. Dans les hydropsies, les allemands en ont obtenu les meilleurs effets, soit qu'elles dépendent d'un principe rhumatismal ou qu'elles aient pour cause des lésions dans les organes les plus importants de la vie.

Dans la phthisie le petit-lait de brebis est celui que l'on doit préférer. Dans les affections abdominales c'est au petit-lait de vache qu'il faut donner la préférence.

Utilité des bains de petit-lait.

Ces bains dont j'ai obtenu de si précieux résultats, si fortement préconisés par Mojsisoviez, produisent des effets très-remarquables dans un grand nombre d'affections dépendant des troubles dans les fonctions de l'innervation.

Les femmes qui ont été épuisées par des pertes de sang ou de nombreux accouchements voient leur forces revenir rapidement et renaître leur fraîcheur. Les enfants délicats ou rachitiques se transforment rapidement sous cette influence fortifiante. Les personnes épuisées par toutes les causes qu'engendre la civilisation moderne et le séjour des grandes villes y reprennent leurs forces perdues. Les plaisirs des grandes villes, les veilles prolongées assurent fréquemment des accidents nombreux dans l'organisme. Les jeunes femmes épuisées par la fatigue des plaisirs, des fêtes pendant l'hiver, au lieu de se livrer au sommeil pendant la nuit, prennent seulement pendant le jour quelques heures d'un repos factice qui ne suffit pas pour réparer les forces perdues, perdent l'appetit et arrivent peu à peu à ne pouvoir prendre qu'une trop faible quantité d'aliments dont la nature ne peut fournir des éléments assez réparateurs. Cette perte d'appétit, le défaut d'assimilation, amènent de la maigreur, de la pâleur dans le visage; les fonctions digestives, celles de l'organe utérin, s'altèrent; des palpitations se manifestent, des douleurs névralgiques surviennent; la malade perd ses forces et bientôt elle ne peut plus quitter sa chaise longue et l'air de l'appartement qu'elle respire n'est plus assez vif, assez pur, pour entretenir les poumons dans les conditions d'oxygénation nécessaire.

Les fièvres typhoïdes graves laissent souvent après elles des troubles fonctionnels graves. Dans ce cas, la boisson du petit-lait et les bains produisent d'excellents résultats.

Les maladies de l'utérus qui, chez un grand nombre de femmes, sont accompagnées et suivies de troubles si fréquents et si graves dans les fonctions de l'innervation, sont puissamment modifiées par l'usage de la boisson et des bains de petit-lait. Nous avons vu de jeunes femmes qui, jusqu'alors avaient été condamnées à un régime sévère, au repos continu, retrouve promptement la santé. Non seulement elles faisaient usage des grands bains, mais encore des bains de siège et d'injections de petit lait.

Les affections dépendant du système nerveux de la moëlle épinière sont très-souvent guéries par ce moyen. Ainsi les mouvements convultifs des membres, la danse de St-Guy, cèdent facilement à l'action prolongée des bains de petit-lait; mais c'est surtout dans les accidents hystériques graves chez les jeunes filles qué le bain de petit-lait produit des effets curatifs très-rapides. J'ai recueilli de nombreuses observations de guérisons complètes de cette affection existant déjà depuis plusieurs années. Il en est de même des douleurs névralgiques si douloureuses, si cruelles chez certains malades qui ont été heureusement modifiées et guéries par l'usage intus et extra de ce liquide. J'ai pu vérifier l'utilité du petit-lait dans l'entéralgie, la gastralgie, dans toutes les névroses dont les symptômes variés et bizarres ne peuvent les faire attribuer plutôt à tel organe qu'à tel autre. L'ensemble des accidents que l'on observe constitue un véritable état morbide contre lequel échouent très-souvent les divers moyens thérapeutiques et hygiéniques mis en usage pour les combattre Dans certaines affections de la peau, le petit-lait soit à l'intérieur, soit sous forme de bains, lorsqu'elles revêtent la forme aigue, tel que l'eczema rubrum, le prurigo, etc., sont rapidement soulagées par ces bains. Le mélange du liquide séro-lacté avec l'eau sulfureuse d'Allevard qui, n'aurait pas pu être supportée seule devient par son association avec le petit lait un moyen curatif excellent, et si maintenant un grand nombre de spécialistes ne conseillent plus l'usage des eaux sulfureuses dans les maladies cutanées parce qu'ils en redoutent l'activité, ils reviendront très-vite à les prescrire lorsqu'elles pourront être mélangées avec du petit-lait. Ils en retireront alors les meilleurs effets curatifs.

De l'action des bains de petit-lait dans les maladies du cœur et surtout dans les palpitations nerveuses.

Il est, de plus, un autre genre d'affections très-graves, pour lesquelles les bains de petit lait ont été très-efficaces. Je veux parler des maladies du cœur et je crois être le premier qui ait signalé ce fait, il y a dix-huit ans.

Ayant remarqué que, chez la plupart des malades, alors qu'ils étaient plongés dans le bain de petit lait, le pouls s'abaissait d'une manière très-notable, j'observais avec soin l'état de la circulation chez tous les malades.

La température ordinaire à laquelle je prescris les bains de petit-lait varie de 32 à 34 degrés centigrades. Cette différence de température est sans influence sur la circulation, puisque j'ai vu des malades qui, bien que prenant des bains à 35 degrés, présentaient un plus grand abaissement dans les battements du pouls, que d'autres qui ne les prenaient qu'à 32 ou 34 degrés.

Les observations que j'ai recueillies sur 327 malades qui ont fait usage des bains de petit lait depuis les années 1849, jusqu'en 1870, m'ont donné les résultats suivants:

Chez 69 malades, le nombre des pulsations s'est abaissé à 35
Chez 93   —   —   —   — à 38
Chez 91   —   —   —   — à 42
Chez 74   —   —   —   — à 45

Total 327

Chez les 69 premiers malades, les affections se divisaient ainsi :

Hystérie	18
Gastro–entéralgie	11
Névroses non localisées	17
Névroses du cœur	8
Total	69

Chez les 93 suivant, les affections consistaient:

Gastralgie	12
Gastro–entéralgie	21
Névralgies diverses	26
Gastro–entérique chronique	17
Névrose du cœur	10
Hypertrophie du cœur	4
Anévrisme des cavités du cœur	3
Total	93

Pour les 91 malades dont le pouls tombait à 42 pulsations, j'ai constaté :

Névralgies diverses	42
Entéralgie	19
Névroses de l'utérus	30
Total	91

Chez 74 malades :

Gastralgie	15
Gastro–entérite chronique	7
Myélite chronique	26
Névralgies diverses	34
Eczema rubrum	2
Total	74

C'est évidemment à l'acide lactique que l'on doit en partie attribuer cette sédation dans la circulation ; mais lorsqu'il s'agit d'évaluer les propriétés thérapeutiques d'un médicament, c'est d'après ses effets sur l'économie qu'il faut raisonner, plutôt que d'après les notions chimiques obtenues sur sa composition. Cependant, ces notions chimiques sont toujours utiles, et j'ai cru devoir m'en servir, à propos de la composition du petit–lait, pour chercher à comprendre son action sur la circulation.

Parmi les maladies du cœur, compliquées de palpitations, et les cas les plus nombreux pour lesquels les malades sont venus prendre les bains de petit–lait, je dois citer les palpitations nerveuses du cœur, si bien décrites par MM. Bouillaud et Andral, et qui sont caractérisées par des mouvements

tumultueux, forts et répétés du cœur, chez les individus qui
ne sont atteints d'aucune lésion matérielle appréciable de cet
organe. Chez certains sujets, elles ne sont que passagères et
de courte durée, tandis que chez d'autres, elles persistent
pendant un temps quelquefois fort long.

Les bruits du cœur auxquels elles donnent lieu augmentent
pendant leur durée. Ils sont entendus même à distance, et
les mouvements qu'elles produisent sont sentis par les malades.
Ces palpitations s'accompagnent fréquemment d'un léger bruit
de souffle, qui cesse dès qu'elles s'arrêtent. Les malades qui en
sont atteints éprouvent, pendant qu'elles se manifestent, un
sentiment de malaise et d'anxiété à la région précordiale très-
intense, accompagné parfois de tendance à la syncope.

Cette maladie est plus fréquente chez les individus à tempérament nerveux, qui ont une véritable prédisposition aux
diverses affections nerveuses. Toutes les sensations vives de
l'âme peuvent les déterminer: telles sont la tristesse, la mé-
lancolie, les chagrins, les travaux intellectuels prolongés, les
veilles, les excès vénériens, les passions vives, et surtout la
masturbation chez les jeunes sujets.

Ces palpitations s'observent souvent chez les femmes hystériques, chez les individus affectés d'hypocondrie, chez les
jeunes filles, à l'époque de la puberté, et chez les femmes ma-
riées, à l'âge critique, alors qu'un grand nombre de causes se
trouvent réunies pour amener un trouble dans l'action normale du système nerveux. On les remarque très-fréquemment
chez les individus anémiques et chlorotiques, soit que ces
états morbides apparaissent après d'abondantes hémorragies,
ou qu'ils dépendent de quelques lésions organiques qui s'op-
posent à une bonne hématose.

De même que la plupart des maladies nerveuses, ces palpitations sont intermittentes, irrégulières et rarement continues.
Leur diagnostic est quelquefois difficile, et souvent on les a
confondues avec des palpitations dépendantes d'affections organiques du cœur, dont elles peuvent produire les mêmes
phénomènes généraux et locaux. Dans l'état de repos du cœur,
eur diagnostic est également peu facile; car, de ce que le
malade paraît être en pleine santé, lorsqu'elles ont cessé, on
ne peut pas en conclure que ces palpitations sont purement
nerveuses, puisque souvent, dans le début d'une lésion organique du cœur, les symptômes qui surviennent et la carac-
térisent peuvent être suspendus pendant un certain temps, et
que, dans les palpitations uniquement nerveuses, dans les

intervalles de repos, les battements du cœur peuvent présenter quelque irrégularité ou être accompagnés d'un bruit de souffle souvent indépendant de toute lésion organique.

Les malades qui en sont atteints conservent souvent une dyspnée plus ou moins intense, que l'on remarque plus fréquemment chez les jeunes sujets disposés aux congestions pulmonaires. Cet ensemble de symptômes est semblable à ceux qui surviennent dans le début de plusieurs maladies organiques du cœur, et ces battements irréguliers, tumultueux du cœur tendent à modifier sa nutrition, et les palpitations, qui, dans le principe, existent sans lésion organique, peuvent être le point de départ de celle-ci.

Le moyen le plus certain pour reconnaître ces palpitations de celles qui accompagnent les lésions organiques, c'est de percuter, d'ausculter le cœur; ce qui permettra de s'assurer si les valvules fonctionnent bien ou mal, si les orifices sont sains, si les parois ont subi quelque modification; car, dans les palpitations nerveuses, on peut toujours, même lorsqu'elles ont lieu, s'assurer, par un examen attentif, du volume du cœur et de la manière dont le sang circule dans ses divers orifices et cavités. D'ailleurs, dans les palpitations nerveuses, on ne remarque jamais de congestions veineuses, de coloration violacée au visage, d'hydropisies qui accompagnent les lésions des valvules, et différentes affections du cœur.

Par une exploration attentive, et comme l'a si bien dit M. Bouillaud, « grâce au progrès de la clinique exacte, on peut toujours aujourd'hui distinguer les unes des autres, les diverses palpitations désignées sous le nom de palpitations nerveuses, et celles qui accompagnent les grandes lésions organiques du cœur. Les cas dans lesquels il serait le plus facile de se tromper sont ceux où il existe à la fois des palpitations dépendantes d'une lésion organique du cœur, et des palpitations d'une nature nerveuse. Ces cas se présentent dans la pratique plus souvent qu'on ne serait tenté de le croire au premier abord. »

Tout ce qui vient d'être dit démontre que les palpitations peuvent coïncider avec un certain nombre d'états morbides généraux ou locaux, différents les uns des autres sous plusieurs rapports et qu'il est très-important de bien déterminer, si l'on veut leur opposer des moyens rationnels; car les moyens thérapeutiques à employer contre les palpitations nerveuses, doivent varier suivant la nature d'où elles semblent dépendre.

Malgré toutes ces précautions, il arrive souvent que ces battements nerveux résistent aux moyens qu'on leur oppose, et c'est pour cette raison que plusieurs malades ont été envoyés à Allevard pour y prendre les bains de petit-lait, si utiles contre les affections nerveuses en général, et qui, dans tous les cas de ces névroses du cœur, ont procuré des résultats les plus heureux.

Dans un grand nombre de chloroses accompagnées de ces palpitations, les malades qui en étaient atteintes ont trouvé à Allevard toutes les conditions voulues pour y guérir : les bains de petit-lait, la boisson de l'eau ferrugineuse et manganésifère dont la source vient d'être annexée à l'établissement sulfureux, les toniques, un bon régime, l'air pur de cette belle vallée des Alpes, la vue des sites pittoresques des gorges si variées, des glaciers des environs, un exercice modéré sur les montagnes. Tous ces moyens réunis forment la base d'un traitement auquel ne sauraient résister ces états chlorotiques, et de nombreuses jeunes filles leur ont dû le retour de la santé.

Des malades affectés de palpitations nerveuses qui ne reconnaissaient pas pour cause la chlorose, ont également trouvé la guérison par l'usage de ces bains de petit-lait, et il en est de même de plusieurs malades atteints de palpitations dues à des lésions organiques du cœur, ainsi que le démontrent les diverses observations ci-jointes et que j'ai choisies parmi celles que j'ai recueillies et que je crois les plus propres à faire bien apprécier l'action des bains de petit-lait.

Palpitations nerveuses proprement dites.

PREMIÈRE OBSERVATION.

Mme G., de Lyon, m'est adressée, le 16 juillet 1851, par M. le docteur Vacher, avec la lettre suivante de cet honorable confrère : « Mme G., âgée de 41 ans, d'un tempérament nerveux, d'une constitution affaiblie, s'est aperçue, depuis quelques années, de quelques palpitations légères, d'un certain malaise du côté du cœur. Les craintes et les émotions que lui ont causées les nombreux événements qui se sont accomplis depuis février 1848, d'autres contrariétés ou chagrins éprouvés depuis, quoique supportés avec résignation, ont paru augmenter sensiblement cet état ; si bien qu'au mois de mai 1849, Mme G. fut tout à fait malade, obligée de s'aliter. Il y avait alors de nombreuses intermittences, un bruit de souffle continuel, de la dyspnée, impossibilité de monter une rampe sans éprouver de violentes palpitations. La malade fut soumise à un traitement rationnel : les préparations de digitale sous toutes les formes, les vésicatoires sur la région précordiale, etc. Au bout de six semaines, la malade alla beaucoup mieux. Elle fit à cette époque un voyage d'agrément, où elle se fatigua beaucoup ; à son retour, les palpitations et les intermittences reparurent. Elles cédèrent de nouveau à un traitement moins énergique que le premier, mais ce ne fut pas pour longtemps. Elles ont reparu depuis, plus opiniâtres et plus tenaces que jamais, sans cependant que la maladie ait repris de suite le caractère de gravité qu'elle avait en mai 1849. Après de nombreux traitements qui n'ont fait que soulager plus ou moins, la malade en est arrivée aujourd'hui à être tellement habituée aux remèdes, que leur action sur elle est à peu près complètement nulle ; les préparations de digitale, par exemple, sont dans ce cas.

« Les choses en étant là, nous avons alors songé à prendre conseil de quelques confrères, M. de Polinière, entre autres. J'ai proposé les bains de petit-lait, me fondant sur ce que la maladie reconnaît pour cause une perturbation du système nerveux. M. de Polinière a partagé mon opinion, et il lui a semblé, comme à moi, que le traitement le plus rationnel était l'usage des bains de petit-lait. C'est d'après ces idées que nous avons engagé la malade à se rendre à Allevard. »

Tel est l'état de Mme G. à son arrivée à Allevard. Je lui prescris le traitement suivant :

Prendre tous les matins un bain de petit-lait à 26 degrés centigrades, d'une heure et demie le 1er jour, de deux heures le 2e, de deux heures et demie le 3e, de trois heures le 4e, de trois heures et demie le 5e ; repos le sixième.

Le soir de son arrivée, Mme G., à la suite de la fatigue du voyage, a des palpitations très-fortes ; le pouls donne 128 pulsations.

Le lendemain, avant d'entrer dans son bain, le pouls donne 72 pulsations ; une demi-heure après, il ne donne plus que 46 pulsations ; après une heure, il s'est abaissé à 42 et se maintient à ce chiffre. La nuit suivante a été plus calme. En entrant dans le second bain, le pouls est à 68 pulsations ; une demi-heure après, il est à 44, et, en sortant, il n'en donne que 40. Le soir, Mme G. est prise de palpitations qui n'ont duré que 25 minutes. Il y avait alors 90 battements. Pendant leur durée, la malade est moins fatiguée que d'habitude, et le bruit de souffle moins prononcé. En entrant au troisième bain, le pouls donne 63 pulsations ; au bout d'une heure, 42, et, en sortant, il n'est qu'à 37. Dans le jour, Mme G. a deux crises peu longues et moins fortes ; cependant la nuit a été agitée, et elle a eu d'assez fortes palpitations qu'elle attribue à une digestion difficile.

Le 4° jour, le pouls présente les mêmes caractères que ceux qu'il avait la veille. La nuit et la journée ont été meilleures.

Le 5° jour la malade, en se déshabillant pour se mettre au bain, éprouve de légères palpitations qui cessent après un quart d'heure de séjour dans le bain. Pendant la crise, le pouls battait 96 fois. Uune demi-heure après, il ne donnait plus que 42 pulsations, et, en sortant du bain, qui a été de trois heures de durée, il n'y en avait plus que 36.

Repos le 6° jour. Pendant la journée, le pouls est calme. Le 7° jour, la durée du bain est de trois heures et demie. Le pouls descend à 35 pulsations. Mme G. a repris de l'appétit, du sommeil, et la gaîté est revenue. Elle fait tous les jours une promenade de plusieurs heures, soit à pied, en voiture ou sur âne.

Le 8° jour se passe sans souffrance. Les 9°, 10°, 11° et 12° sont très-calmes. Elle continue de prendre ses bains de quatre heures de durée. Dans la nuit et dans le jour, le pouls ne s'élève jamais au-dessus de 58 pulsations.

Le 13° jour, elle reçoit une lettre qui devait fortement l'impressionner, et c'est à peine si cette émotion accélère un peu la circulation. A dater de ce jour jusqu'au 23°, époque à laquelle apparurent les règles, elle prit tous les jours un bain. Les règles arrivèrent sans douleur, le flux fut abondant et la malade n'éprouva pas la moindre trace des battements de cœur. Elle fait un voyage de plaisir à la Grande-Chartreuse, distante d'Allevard de quelques heures seulement. Ce voyage d'agrément ne l'a pas fatiguée.

Elle recommence son traitement après six jours d'interruption, et, après avoir pris 27 bains de petit lait, elle quitte l'établissement, très-contente d'y avoir trouvé un aussi grand soulagement, et la gaîté en même temps que le sommeil et l'appétit.

Sept mois après, ayant vu son mari, il m'a assuré que sa femme avait passé un très-bon hiver, et qu'elle n'attendait que le mois de juin pour reprendre encore des bains de petit-lait.

DEUXIÈME OBSERVATION.

M. P., âgé de 35 ans, demeurant à Nîmes, m'est adressé, le 25 juin 1851, par M. le docteur Imbert, de Lyon. Ce jeune homme, d'un tempérament nerveux, d'une constitution faible, a eu de nombreux revers de fortune, par suite de procès. Pendant quatre années consécutives, il a éprouvé une série d'émotions très-pénibles. Depuis trois années, il a été pris de douleurs vives à la région précordiale, qu'il compare à des élancements se faisant sentir en avant et en arrière de cette région. Il ne peut rester couché sur le côté gauche sans éprouver de suite des palpitations très-fortes, et qui, lorsqu'elles se prolongent déterminent une dyspnée très-intense qui amène quelquefois la syncope. Il a perdu le sommeil et l'appétit. Depuis six mois, il a considérablement maigri. Il suffit de très-peu de chose pour réveiller ses palpitations, qui s'accompagnent d'un bruit de soufflet assez fort.

L'auscultation et la percussion ne dénotent rien d'anormal dans les bruits du cœur, dans les cavités et les orifices, lorsqu'il est calme. Le cœur n'a pas augmenté de volume. Le côté de la poitrine ne présente aucune voussure. L'intermittence, si marquée pendant que les palpitations ont lieu, cesse complètement lorsque l'organe est au repos. La main appliquée sur la région précordiale ne sent aucun froissement cataire. Le bruit de soufflet que l'on entend existe sans rétrécissement des orifices : il est dû, je crois, à la rapidité convulsive du passage du sang contenu dans les ventricules, lors des palpitations précipitées du cœur.

Tel est l'état de ce jeune homme à son arrivée à Allevard. Le nombre des pulsations, lorsqu'il a ses palpitations, s'élève jusqu'à 118, et à l'état de calme, le pouls en donne encore 76.

Outre ses palpitations, le malade éprouve de temps en temps des douleurs névralgiques à la région cervicale droite.

Je prescris l'usage des bains de petit-lait de la manière suivante :

Le 1er jour, bain d'une heure et demie, à 26 degrés centigrades. Dès la première heure, le nombre des battements s'abaisse à 56, et, en sortant du bain, il n'y en a plus que 52.

Le 2e jour, bains de deux heures ; le pouls ne donne plus que 52, et, en sortant, je n'en compte que 40. Le sommeil est plus calme, les palpitations ont une durée un peu moins longue ; pendant qu'elles ont lieu, le pouls ne dépasse pas 100 pulsations.

Le 3ᵉ jour, bain de deux heures et demie. Au milieu du bain, le pouls ne donne que 50, et à la fin 37 pulsations. Le malade éprouve un bien-être réel, pendant qu'il est dans le bain. Dans la journée, il fait une promenade de deux heures. Il a un peu plus d'appétit. Dans la nuit, il a eu deux fois des palpitations sans dyspnée ni disposition à la syncope.

Le 4ᵉ jour, même traitement, même état.

Le 5ᵉ jour, même traitement. Le malade se sent décidément mieux. Il respire plus librement en se promenant. Il peut monter les escaliers sans avoir de battements de cœur aussi violents, et il est moins impressionnable.

Le 6ᵉ jour, même état. Le soir, son pouls ne donne que 61 pulsations.

Le 7ᵉ jours, repos.

Le 8ᵉ jour, bain de quatre heures. En entrant au bain, le pouls offre 63 battements : ils ne sont plus que de 35, après trois heures de bain. Durant la journée, il n'a qu'une fois des palpitations, et, pendant leur durée, il me fait appeler. Je ne constate alors que 76 pulsations ; elles n'ont duré que 28 minutes. Il a de l'appétit et un sommeil plus long et plus calme.

Les 9ᵉ, 10ᵉ, 11ᵉ, 12ᵉ, 13ᵉ, 14ᵉ et 15ᵉ jours, même traitement, c'est-à-dire bains de quatre heures de durée. Le pouls s'abaisse jusqu'à 36 pulsations, et, dans la journée, il ne s'élève jamais à plus de 60. Le malade reprend de la gaîté et regrette de n'avoir pas été envoyé plus tôt ici, au lieu d'avoir pris, pendant trois ans, tant de préparations antispasmodiques et de digitale.

Ils se repose les 16ᵉ et 17ᵉ jours. Il profite de ces deux journées pour faire de longues promenades à cheval, sur les montagnes, sans en éprouver de grandes fatigues.

Il n'a eu que de très-courtes et légères palpitations.

Il continue son traitement pendant encore quinze jours, en prenant seulement des bains de trois heures. Dans le milieu du bain, le pouls descend toujours à 36 pulsations, et ce n'est que trois heures après que le pouls remonte insensiblement à 60. Le sommeil est revenu, l'appétit est bon, l'embonpoint renaît, ainsi que la gaîté. Depuis que ce malade recouvre la santé, il oublie ses chagrins passés, heureux, dit-il, de ne plus éprouver les cruelles angoisses auxquelles il était en proie.

Le malade m'a écrit, au mois de mars, qu'il allait beaucoup mieux, et qu'il viendrait achever sa guérison dans le courant de la saison des eaux.

TROISIÈME OBSERVATION.

Hypertrophie pure et simple du cœur, sans lésion des valvules.

Mme S***, de Paris, nous est envoyée pour prendre les bains de petit-lait, afin de combattre une chorée qui date de plusieurs années et qui a résisté à de longs traitements. Cette affection nerveuse existe à la région droite du cœur, qui éprouve continuellement des mouvements désordonnés. Après avoir longuement interrogé cette dame, je constate les phénomènes suivants :

Cette dame, âgée de 37 ans, d'un tempéramment sanguin, d'une constitution forte, a eu, à la suite d'une fausse couche, il y a quatre années, une suppression menstruelle qui a duré cinq mois. C'est alors que les premiers symptômes de la chorée se sont manifestés. C'est aussi à cette époque qu'elle s'est aperçue que les battements du cœur devenaient plus violents. La chorée a été vainement combattue par les bains de mer, les antispasmodiques, les bains hydrothérapiques. Les mouvements convulsifs sont presque incessants et la fatiguent beaucoup; ils ne cessent que couchée; aussi est-elle obligée de rester alitée. Elle se plaint aussi de battements de cœur. L'examen de cet organe présente les phénomènes suivants :

Le malade a le teint animé, l'œil brillant, tendance aux épistaxis, et la peau présente une chaleur plus élevée qu'à l'état normal. La circulation veineuse s'opère librement. Elle n'a jamais eu de congestions passives, soit de sang ou de sérosité, dans les différents organes et dans les cavités séreuses. La respiration n'est pas sensiblement gênée.

Les battements du cœur se font principalement sentir dans la région des cartilages des 5e et 6e côtes. Le pouls est fort, tendu, vibrant, et il se manifeste, à des intervalles plus ou moins éloignés, des bouffées de chaleur vers la tête, des étourdissements et des saignements au nez. En appliquant la main sur le cœur, on sent un frémissement vibratoire ou cataire léger. La percussion pratiquée sur cette région et à gauche donne un son mat. La région précordiale elle-même rend un son clair partout ailleurs. Les bruits qui accompagnent les battements du cœur sont un peu forts et concentrés, surtout ceux du ventricule gauche.

Je reconnus avec évidence que cette dame était atteinte d'une hypertrophie simple du ventricule gauche. Le pouls radial

fournit 64 pulsations. Je la mis à l'usage des bains de petit-
lait. De même que chez les malades précédents, pendant la
durée des bains, les battements du cœur se ralentissent et
s'abaissent au chiffre de 37. Après dix jours de traitement
pendant lesquels la durée des bains est portée à quatre heures,
le malade sent que le sang se porte moins à la tête ; les épistaxis
sont moins fréquents, et le pouls me paraît moins dur. La
chorée diminue d'intensité. Après vingt jours de traitement,
le cœur semble avoir diminué de volume, et le pouls est moins
fort, moins vibrant. Le visage est moins animé, et la malade
n'a plus d'épistaxis. Tous les symptômes de chorée et de la
maladie du cœur paraissent finis au 33ᵉ jour de traitement.

QUATRIÈME OBSERVATION.

D'une jeune fille chlorotique, affectée de palpitations
fréquentes qui ont résisté à différents traitements.

Mademoiselle V..., âgée de 18 ans, d'un tempérament lymphatique, d'une constitution faible, présente depuis deux ans
tous les symptômes d'une chlorose prononcée, accompagnée
de palpitations et d'un bruit de soufflet.

La peau du visage est d'un blanc jaunâtre. La pâleur est
surtout très-marquée sur la muqueuse des lèvres, l'orifice
des narines et des paupières ; les yeux sont cernés, la con-
jonctive est d'un blanc bleuâtre. La malade est indolente, le
moindre exercice lui est pénible ; elle a des maux de tête
très-violents, fixés principalement à la région temporale droite,
et offrant des caractères d'intermittence. Le pouls est petit,
accéléré ; les battements du cœur sont irréguliers, confus et
faibles, et s'entendent dans une grande étendue de la poitrine.
Le bruit de soufflet se fait entendre pendant les palpitations.
Sous l'influence du moindre exercice, son cœur bat avec vio-
lence, et à l'auscultation on entend les battements dans une
grande étendue, parfois même ils repoussent assez fortement
l'oreille. On entend dans les artères principales presque constamment un bruit de soufflet, de ronflement ; la respiration
est souvent gênée.

L'appétit et la digestion sont troublés ; elle n'a d'appétit
que pour les mets les plus sapides, tel que les acides, etc.
Elle est constipée, et les urines sont très-décolorées. La menstruation est très-faible, le sang excrété est en petite quantité,
séreux et pâle. Cette menstruation incomplète, loin de la sou-

lager, aggrave ses souffrances. Elle a des pertes blanches.
L'auscultation de la poitrine, la percussion, ne dénotent rien
de remarquable dans les poumons, qui paraissent sains.

Cette jeune personne, qui appartient à une famille riche,
a subi de nombreux traitements. Les ferrugineux sous toutes
les formes, les antispasmodiques, les bains de mer à Cette,
ont été mis en usage. Elle a eu des moments où sa santé
paraissait revenir, et, malgré ces moyens rationnels, depuis
six mois, sa maladie paraît s'aggraver; et, d'après les conseils
d'un professeur de la Faculté de Montpellier, elle est venue
à Allevard pour y prendre à la fois des bains de petit-lait,
boire de l'eau ferrugineuse, et terminer son traitement par
des douches sulfureuses.

Le 4 juillet 1850, je prescris à cette jeune malade de boire
tous les matins trois verrées d'eau ferrugineuse, de prendre
un bain de petit-lait de deux heures, et le soir à quatre
heures; de boire également deux autres verrées d'eau ferrugineuse; de faire tous les jours un exercice modéré, sur un
âne, dans les montagnes, et une nourriture tonique, avec du
vin de Bordeaux. Après six jours de ce traitement, la malade
se sent mieux : les palpitations sont moins fréquentes et moins
fortes, les bruits artériels moins prononcés; le pouls s'abaisse
à 34 pulsations dans le bain. Elle suit le même traitement
pendant 20 jours, après lesquels les forces reviennent ; l'appétit
est plus prononcé, le sommeil plus calme; la respiration est
moins gênée, et elle peut se promener à pied sans être fatiguée.
Elle prend, matin et soir, depuis son arrivée, une douche
vaginale d'eau sulfureuse, de vingt minutes de durée. Les
pertes on cessé sous l'influence de ce moyen, et l'état de
sa santé s'améliore sensiblement.

Le vingt-septième jour, elle prend ses régles, qui sont un
peu plus colorées et plus abondantes. Elle n'éprouve plus les
mêmes souffrances que celles qu'elle avait à pareille époque.

Le visage est plus coloré, les gencives sont moins pâles,
les bruits artériels ont diminué de moitié, les palpitations
ont cessé et les forces ont plus que doublé.

Le vingt-neuvième jour, je prescris une douche sulfureuse
à 34° sur tout le corps et en affusions sur le rachis. Elle continue à les prendre pendant cinq jours. Ces douches réveillent
l'organisme sans rappeler les palpitations, et l'appétit augmente,
et la jeune personne peut se promener, monter les escaliers
sans être trop fatiguée. Elle continue encore son traitement
pendant six jours, et quitte l'établissement dans de bonnes
conditions.

Il me serait facile de citer d'autres observations pour prouver l'heureuse action du petit-lait sur les mouvements du cœur, comme moyen de sédation.

CHAPITRE III.

Affections pulmonaires chroniques, phthisie,

Ayant remarqué que la fièvre lente qui accompagne les inflammations chroniques des intestins, cédait le plus souvent à l'usage des bains de petit-lait, j'ai cru devoir essayer si l'état fébrile qui se manifeste chez les phthisiques à l'approche de la nuit ne pourrait pas éprouver de modification par ce moyen. J'ai donc prescrit l'usage de ces bains à un certain nombre de phthisiques, et j'ai été assez heureux pour obtenir de bons résultats qui m'ont encouragé à persévérer. J'ai remarqué d'abord que la peau, sèche auparavant, devenait onctueuse, que la fièvre diminuait, que la langue était moins rouge et la toux moins fréquente. Chez plusieurs de ces malades, la fièvre cessa complétement, la soif disparut, et les sueurs qui se manifestaient pendant la nuit, diminuèrent un peu et finirent par cesser ; l'aspiration des vapeurs sulfureuses continuée pendant ce traitement, amena un soulagement plus prononcé, l'expectoration devint moins abondante, de puriforme elle devint simplement muqueuse, et ces malades nous quittèrent dans un état d'amélioration tel, que je fus assez heureux pour apprendre plus tard par eux-mêmes qu'ils allaient toujours de mieux en mieux.

L'auscultation chez ces malades, que j'avais pratiquée avec le plus grand soin, me tenait elle-même au courant des bons résultats que j'obtenais chaque jour, et de ce qui se passait dans les poumons malades.

Pour arriver à obtenir des résultats satisfaisants, ces bains ont besoin d'être administrés avec prudence et suivant certaines règles.

Les malades atteints d'affections bronchiques graves prennent ordinairement la fièvre après leur dîner du soir, à l'approche de la nuit. La soif survient également, et c'est l'heure où ils sont plus fatigués.

Pour combattre cet état fébrile, je fais prendre le bain vers les cinq heures du soir à la température de 34° centigrades.

Le malade prend un repas léger après son bain. Les aliments
se composent de mets d'une digestion très-facile. Les quatre
premiers bains sont d'une durée d'une heure. Immédiatement
après, le malade, enveloppé de linges très-chauds, est emporté
dans son lit légèrement chauffé. Après ces quatre bains, le
malade y reste de une heure à deux heures. Dans les autres
bains une. Ce traitement est celui que j'emploie ordinairement,
et il est rare qu'après huit ou dix jours de traitement, la fièvre
n'ait pas disparu ainsi que les sueurs nocturnes et la diarrhée
qui si souvent les accompagne.

Les observations qui sont exposées plus loin donneront une
idée des faits que j'ai observés avec tout le soin possible.
J'ai exposé l'état des malades au commencement du traitement,
tel que l'auscultation et la percussion me l'ont fait reconnaître, l'état du malade au quart du traitement, à la moitié
et à son départ de l'établissement.

J'ai apporté le plus grand soin à l'exposition des faits, afin
que mes confrères puissent mieux juger la valeur de ce nouveau traitement.

PREMIÈRE OBSERVATION.

Mlle V***, des environs de Lyon, âgée de 19 ans et demi,
à la suite d'une suppression brusque de ses règles, dues à ce
qu'elle eut les pieds mouillés pendant un enterrement, a été
prise d'une simple bronchite. Malgré l'usage de tisanes adoucissantes pectorales, la toux a continué ainsi depuis le 17
janvier 1848 jusqu'à son arrivée à Allevard le 6 juillet 1849.
Les règles sont revenues seulement trois fois pendant l'intervalle de ces six mois. Elle éprouve un gêne assez prononcée
dans la respiration. Lorsqu'elle monte les escaliers pour arriver
à sa chambre, située au premier étage, elle est prise de quintes
de toux qui la fatiguent beaucoup. Elle expectore des crachats
purulents en assez grande abondance, le matin surtout. Lorsqu'elle se couche, elle tousse pendant près d'une heure; elle
dort peu, si ce n'est vers le matin; lorsqu'elle se réveille,
elle est couverte de sueur. Sa peau est sèche, son teint rosé,
sa figure est amaigrie.

La poitrine, auscultée avec soin, laisse entendre dans la
région latérale droite du poumon droit, au niveau du sein
et un peu en arrière, des craquements secs des râles humides
sous crépitants du souffle bronchique, la respiration rude, de
l'expiration prolongée. La percussion dénote une matité assez

*

étendue. Le bruit respiratoire normal ne s'entend que dans quelques points du poumon. Les crachats ont un aspect puriforme, quelquefois ils sont un peu rouillés. Ils représentent des plaques nummulaires, isolées les unes des autres, surnageant à un liquide comme gommeux. Elle est prise de temps en temps de diarrhée, alternant avec de la constipation.

Divers traitements ont été employés : les tisanes pectorales, balsamiques, l'eau de goudron, les opiacés, tout a été employé sans produire de soulagement.

Pour combattre l'état inflammatoire qui donne lieu à son état fébrile, je lui prescris vers les quatre heures du soir, le lendemain de son arrivée à l'établissement, un bain de petit-lait de trois quarts d'heure, et à 33° centigrades. Après le bain, elle fait un léger repas consistant en un petit potage au riz et un plat de légumes. Matin et soir deux verres de petit-lait. Elle passe tous les jours une heure dans les salles d'inhalation gazeuse.

L'inflammation du tube digestif a notablement diminué après les huit jours de ce traitement. La soif a cessé, l'état fébrile ne se montre plus, et la malade trouve déjà une légère amélioration à sa position.

Je continue ce traitement pendant une deuxième semaine, en ayant le soin de continuer le traitement sulfureux. Toutefois je prescris de plus, sur les trois heures de l'après-midi, l'usage d'un bain de pied d'eau minérale. Je dois dire ici que ces bains donnés dans le milieu du jour, produisent généralement de très-bons résultats chez les malades atteints de catarrhes chroniques. Le calorique appelle aux extrémités l'afflux du sang, et cela au bénéfice des organes pectoraux et abdominaux.

Le quatorzième jour du traitement, la malade a repris meilleur appétit, la diarrhée a cessé, les nuits sont meilleures, le sommeil plus long, moins agité, et les sueurs ont disparu.

La toux revient un peu moins souvent, les crachats sont moins abondants, ils viennent avec une grande facilité.

Le seizième jour je mélange les bains de petit-lait avec moitié eau sulfureuse, je continue les pediluves et le même régime ; au vingt-cinquième jour, les crachats deviennent plus rares et plus muqueux. Les autres accidents ont presque tous cessé. La malade reprend des forces, l'oppression a notablement diminué, elle peut faire une petite promenade et monter dans sa chambre sans éprouver la gêne dans la respiration dont elle se plaignait à son arrivée.

Elle continue également de boire tous les matins trois demis

verres d'eau minérale chaude coupée avec du petit-lait. Le
trentième jour de son arrivée je renvoie la malade en bonne
voie d'amélioration depuis que sa santé s'était toujours de
mieux en mieux trouvé, et qu'en ce moment la malade se
croit complétement guérie.

DEUXIÈME OBSERVATION.

M. H....., âgé de 43 ans, d'une constitution sanguine, ayant
toujours joui d'une bonne santé jusqu'à l'âge de 42 ans, présentait à son arrivée, le 29 juin 1849, l'ensemble des symptômes
d'une double lésion pulmonaire et intestinale. Le malade ac-
cusait, en particulier, une toux fréquente, pénible, accompagnée d'une sensation désagréable, de picotement derrière le sternum et sous les deux clavicules. De temps en temps de la diarrhée et un peu de fièvre le soir en se couchant.

Les forces ont notablement diminué et chaque soir il
éprouve de la chaleur, un malaise général. L'auscultation
me démontra l'existence d'une affection du parenchyme pulmonaire. La matière expectorée, mise en contact avec de l'eau
ordinaire, puis avec de l'eau salée, s'est précipitée au fond de
l'eau sous forme de gros flocons, s'y divisait en une foule de
petits grumeaux d'un blanc mat; l'eau perdait en même temps
sa transparence et acquérait une teinte laiteuse très-prononcée,
moitié sous claviculaire, rales muqueuses, craquements secs
et humides, respiration rude, expiration prolongée.

La surface de la langue présentait une teinte rouge foncée;
il en était de même pour les lèvres. La soif, assez vive, se
manifestait plus particulièrement le soir.

Le sommeil était agité, et le matin le malade était obligé
de changer de chemise et de flanelle, parce qu'une sueur abondante avait eu lieu. La peau était sèche; le visage amaigri
revêtait une teinte rosacée.

Le lendemain de son arrivée, je soumis le malade au traitement suivant:

Le matin, deux vérrées de petit-lait.

Le soir, à quatre heures et demie, un bain de petit-lait
de trois quarts d'heure à la température de 33° centigrades.
Un régime très-doux, composé de légumes.

Chaque jour le malade passe une heure dans les salles d'inhalation de vapeurs sulfureuses. Les bains de petit-lait et ce
traitement minéral sont continués pendant dix jours; au bout
de ce temps, la langue a perdu sa teinte rouge, la fièvre a

céssé ainsi que la soif, l'appetit s'est réveillé, les sueurs ont diminué, et le malade, appréciant le mieux qu'il éprouve, prend courage. Je continue ce traitement pendant six jours, après lesquels je mélange le petit-lait avec l'eau minérale sulfureuse. Le malade éprouvant une amélioration bien évidente, je cesse les bains de petit-lait et je prescris un nouveau traitement consistant en trois 1|2 verrées d'eau minérale coupée avec le petit-lait, un demi-bain sulfureux de trente minutes et à 34° centigrades; immédiatement après le bain, le malade est porté à la douche qu'il reçoit sur les extrêmités inférieures. Pendant sa durée, il aspire les vapeurs sulfureuses en suspension dans le cabinet de douche. Le soir, a trois heures et demie, il prend un bain de pieds à 40° centigr. Son régime continue à être composé d'aliments très-légers, je permets le blanc de volaille rôtie, et un peu de vin de Bordeaux dont il rougit son eau.

Ce traitement, continué jusqu'au trente-deuxième jour, permet au malade de retourner chez lui.

Il a repris de l'appetit; ses forces sont revenues; il marche n'éprouvant plus que très-peu de gêne dans la respiration; les crachats sont peu abondants et purement muqueux. Une lettre reçue à la fin d'octobre m'annonce que sa santé est entièrement revenue; toutefois, je l'engage à aller passer l'hiver dans la rivière de Gênes.

TROISIÈME OBSERVATION.

Mme S....., des environs de St-Étienne (Loire), âgée de 28 ans, d'un tempérament sanguin, mariée depuis sept ans, a eu deux enfants. Elle a été réglée à l'âge de 17 ans. Jusqu'à 26 ans et demi, sa santé a été assez bonne, toutefois elle s'enrhumait facilement, surtout pendant la saison d'hiver. Il y a treize mois, elle a pris un léger rhume dont elle attribue l'origine à ce qu'elle eut froid, pendant une nuit, en donnant ses soins à un de ses enfants malade. Malgré l'usage des tisanes pectorales, des transpirations qu'elle provoqua, des vésicatoires qu'elle s'appliqua aux bras, sa toux a persisté, et l'amaigrissement s'est déclaré. A son arrivée le 3 juillet, je constate que le poumon droit, à la région sous-claviculaire, ne laisse plus entendre le bruit respiratoire, que sa respiration est gênée, qu'à la moindre marche un peu vive, elle éprouve de l'oppression et même des palpitations. Une toux sèche de temps en temps se fait entendre dans le jour. Le soir et le matin, elle expectore des crachats muqueux mélangés de matière puriforme. Le matin, lorsqu'elle a toussé pendant au moins une heure, elle est prise d'une abondante transpiration. La langue est rouge et la peau des extrêmités est sèche, rugueuse.

Le soir, je prescris un bain de petit-lait d'une heure. Le matin, deux verrées de petit-lait, un régime très-doux et en petite quantité. Ce traitement est continué ainsi pendant cinq jours, après lesquels je fais boire le matin deux demi-verrées d'eau minérale coupée avec le petit-lait. Aspiration de vapeurs sulfureuses pendant dix minutes, le soir son bain de petit-lait d'une heure et demie. Au dixième jour, la langue a perdu sa teinte rouge, la soif a cessé, les crachats sont moins abondants et la toux moins fréquente. Je prescris alors un bain de petit-lait mélangé d'un tiers d'eau sulfureuse pendant quatre jours. Le bain de pieds est pris à trois heures.

Ce traitement, continué pendant vingt-six jours, a produit une notable amélioration. Les forces sont revenues en grande partie. Les crachats sont rares, mais une petite toux persiste encore le matin; elle paraît due a une inflammation chronique du larynx, à la vérité très-légère.

Je conseille à la malade d'aller passer l'hiver dans le Midi.

QUATRIÈME OBSERVATION.

Mme L....., des environs de Châlon-sur-Saône, âgée de 33 ans, d'une constitution lymphatique, a été réglée très-tard. La menstruation, difficile, revenait à intervalles irréguliers jusqu'à l'âge de 22 ans, époque à laquelle elle fut mariée. A dater de ce moment, les règles apparurent à époque fixe. Elle devint mère de quatre enfants dans l'espace de sept années. En 1847, elle fut prise d'hémoptysie, à laquelle on opposa des saignées répétées. Ces vomissements se manifestaient de temps en temps, surtout à l'époque des règles et pendant l'hiver, bien que la malade s'entourât de précautions nombreuses. Une toux sèche durait depuis deux ans, lorsqu'elle devint plus fréquente, la malade, au mois de janvier 1847, à la suite d'un refroidissement, fut prise d'un violent point de côté, au-dessous du cœur; les sangsues, puis un large vésicatoire furent appliqués, l'état aigu cessa, mais pour faire place à une irritation chronique. La toux augmenta, les crachats devinrent nombreux, épais. A son arrivée, le 12 juillet, je constate l'état suivant:

La face est amaigrie; les pommettes des joues, saillantes, sont le siège d'une vive coloration. La malade est triste, la voix est enrouée, la toux fréquente, l'appétit peu prononcé; la fièvre est presque continue, la langue est rouge, le sommeil pénible, d'abondantes sueurs ont lieu tous les matins; à cela s'est jointe une diarrhée forçant la malade à aller cinq ou six fois à la selle par jour. Je constate une matité étendue sous l'omoplate, respiration rude, expiration prolongée, cracquements, etc.

Le voyage ayant beaucoup fatigué la malade, je prescris le repos pendant quatre jours, un régime très-doux, et des infusions de fleurs de tussilage.

Le sixième jour, je fais donner un bain de petit-lait de trois quarts d'heure; je continue ainsi pendant cinq jours en augmentant un peu la durée des bains. Le septième jour de son arrivée, je fais boire deux demi-verrées d'eau minérale coupée avec du petit-lait, et respirer pendant un quart d'heure la vapeur sulfureuse. Les bains de petit-lait ont alors deux heures de durée. La malade éprouvant déjà du mieux, je fais mélanger le petit-lait avec un tiers d'eau sulfureuse.

Je continue ainsi jusqu'au vingt-neuvième jour ce traitement. L'état de la malade présente alors les symptômes suivants:

La toux est moins fréquente, la diarrhée a cessé, les sueurs sont moins abondantes, le sommeil plus régulier. L'appétit s'est réveillé, et les forces ont notablement augmenté. Je prescris alors immédiatement après, trois verres de petit-lait, elle continue les inhalations. Le trente-quatrième jour du traitement, la malade désirant retourner chez elle, et reconnaissant que sa maladie a presque disparu, je lui permets de nous quitter. Bien que l'oppression soit presque toute disparue, il reste encore un peu de gêne dans la respiration, lorsquelle monte des escaliers. Une toux légère, mais rare, a persisté. L'auscultation me démontre combien l'état du poumon s'est amélioré. Il reste cependant un point où le bruit respiratoire est encore obscur.

Il me serait facile de donner encore quelques observations, mais ces quatres décrites ci-dessus suffisent pour faire comprendre l'importante action du petit-lait dans les affections catarrhales chroniques, et le mode d'emploi de cette précieuse médication.

Chapitre IV.

Maladies chroniques du tube digestif.

SIXIÈME OBSERVATION.

Diarrhée chronique à la suite d'une fièvre tiphoïde.

Le nommé M..., entrepreneur de bâtiments, âgé de 43 ans, châtain, régulièrement conformé, de taille et de grosseur médiocres, fut au mois de décembre 1848 pris de tous les symptômes d'une fièvre tiphoïde grave, pendant laquelle il fut souvent saisi d'un délire menaçant. Traité par une médication active, il fut en convalescence le vingt-sixième jour de sa maladie.

Ses forces restaient faibles, bien que son médecin cherchât à favoriser le retour des forces par le vin, le quinquina et les aliments légers. Cet état d'affaiblissement, entretenu par un dévoiement continuel qui fut combattu par les lavements opiacés et astringents, persistait ainsi, lorsqu'il vint à Allevard au milieu du mois juillet dernier.

Je prescrivis le traitement suivant : le matin, deux verrées de petit-lait un bain de petit-lait d'une heure et demie ; pour aliments, je lui prescrivis le riz, les œufs, la panade. Au neuvième jour du traitement, la diarrhée avait diminué ; l'appétit étant un peu revenu, le malade semblait reprendre quelques forces. Je continuai ce traitement jusqu'au seizième jour de son arrivée, en ayant le soin d'insister sur le régime. Le dix-septième jour je fis mélanger le petit-lait avec l'eau minérale sulfureuse, et cela progressivement, de manière qu'au vingt-cinquième jour, il prit les bains sulfureux purs. Je lui prescrivis alors quelques douches sur les extrémités, le long du rachis. Le trente-unième jour, j'engageai le malade à nous quitter, le considérant guéri, puisqu'il avait bon appétit, qu'il digérait la viande, et que les selles étaient naturelles.

SEPTIÈME OBSERVATION.

Mme B...., âgée de 26 ans, d'un tempérament sanguin, blonde, fut attaquée, le 6 février 1849, d'une fièvre intermittente continue, à laquelle on opposa les vomitifs, puis les amers et le sulfate de quinine. Les accès s'affaiblirent ; mais il survint une douleur à l'épigastre, avec tendance au vomissement, qui fit renoncer à l'emploi du sulfate de quinine. On employa les potions adoucissantes, les infusions de mélisse, de cannelle, etc. Les accès diminuaient peu, on revenait au sulfate de quinquine ; les douleurs, les nausées revenant, son médecin se voyait de nouveau dans la nécessité de suspendre ce fébrifuge. La diarrhée, qui s'était établie au bout de six semaines, vint compliquer l'état de la malade.

Après le second mois de traitement, son médecin parvint par le secours des tisanes adoucissantes, à l'aide d'un régime tonique à réduire à très-peu de chose les accès de la fièvre. Enfin, voyant que cet état se prolongeait, un médecin de Lyon, auquel la malade s'adressa, lui conseilla l'usage des eaux d'Allevard.

A son arrivée, je constatai l'état suivant : le visage est pâle, la face amaigrie ; la langue est rouge, le pouls petit, serré ; la soif est vive. L'abdomen est tendu, l'appétit est nul, la peau est sèche, terreuse ; la malade a 4 à 5 selles liquides par jour et avec ténesme.

Je prescris, le matin, deux verrées de petit-lait, le soir une verrée, tous les jours, un bain de petit-lait d'une heure de durée, et un régime végétal peu abondant. Je continue ce traitement pendant huit jours, au bout desquels la malade paraît aller mieux ; elle n'a plus que deux selles par jour, elles sont moins liquides. La fièvre à cessé, le ventre est moins douloureux. Les bains de petit-lait sont continués pendant 5 jours, après lesquels ils sont mitigés d'eau minérale sulfureuse, puis, au quinzième jour du traitement, ils sont purs. La malade reprend des forces, la peau est humide, la soif a cessé ; j'augmente la quantité des aliments. Je fais porter la malade à la douche, immédiatement après son bain. Portée dans son lit, elle est prise d'abondantes transpirations qui déterminent plus promptement la guérison de la malade. Elle quitte l'établissement entièrement guérie, après y avoir fait un séjour d'un mois.

HUITIÈME OBSERVATION.

Troubles nerveux abdominaux.

Mme de V..., âgée de 22 ans, mariée depuis deux ans, d'un tempérament lymphatique, d'une constitution délicate, a été réglée avec difficulté. Une année après son mariage, elle devint mère d'un enfant. Sa grossesse fut très-pénible. Elle essaya de nourrir son enfant ; mais l'état de malaise continu dans lequel elle se trouvait, l'obligea à prendre une nourrice. Ses digestions devinrent difficiles, la soif peu prononcée, l'appétit nul, le sommeil léger. La langue est chargée, couverte d'un enduit jaunâtre. Elle a souvent des selles bilieuses. Les urines troubles. Elle a de fréquentes envies de vomir, et rejette parfois de glaires mélangées de bile. Elle se plaint de coliques, tantôt de constipation, tantôt de diarrhée, son caractère est devenu inquiet, triste. Elle est subitement prise du besoin de pleurer, tout l'attriste et l'ennuie; elle est parfois colore et cherche la solitude. Elle éprouve des douleurs dans les jambes, dans le bas ventre. Dès qu'elle se livrait au moindre exercice, elle éprouvait une grande fatigue. Cet état fut combattu par les antispasmodiques joints aux toniques. Les moyens mis en usage n'amenant aucun résultat, son médecin de Grenoble lui conseilla l'usage des bains de petit-lait d'Allevard.

A son arrivée, je constatai l'existence de tous les symptômes décrits précédemment. Je lui conseillai, le matin, trois demi-verrées de petit-lait, un bain de petit-lait d'une heure et demie, à 31° centigrades. Ces bains amenèrent, dès le septième jour, une légère amélioration. L'appétit revint, le sommeil fut plus calme et plus long, les douleurs qu'éprouvait la malade, soit à l'abdomen, soit au bas-ventre et dans la région lombaire, diminuèrent. J'en continuai l'usage jusqu'au seizième jour, époque où je les fis mélanger avec l'eau minérale. Je lui fis prendre quelques douches le long du rachis, et, au vingt-cinquième jour, la malade nous quitta entièrement rétablie, à un tel point, que lorsque sa famille vint la chercher, elle trouva le changement tel, qu'elle ne la reconnaissait plus.

NEUVIÈME OBSERVATION.

Métrite chronique; digestions difficiles; douleurs vagues dans la région abdominale.

Mme S..., des environs de Villefranche, âgée de 26 ans, d'une constitution sanguine, a été réglée dès l'âge de 15 ans; jusqu'à 23 ans, elle a constamment joui d'une parfaite santé. A l'âge de 24 ans, elle devint enceinte. Les cinq premiers mois de sa grossesse furent pénibles ; au commencement du sixième mois, elle fit une chute en descendant ses escaliers, et trois jours après elle eut une fausse couche. Depuis lors sa belle santé disparut, elle éprouva un malaise général, des douleurs quelquefois assez vives se firent sentir à l'hypogastre. La région lombaire devint également douloureuse, des tiraillements se manifestèrent à la région inguinale. L'appétit diminua progressivement, et l'estomac devint aussi le siége de quelques douleurs qui ne se calmaient que par l'usage de quelques gorgées d'eau très-froide. Une perte légère se manifesta. Cet état persista jusqu'à son arrivée à l'établissement.

La face est amaigrie, le teint est pâle, la peau sèche et comme terreuse, le plus petit exercice fatigue la malade. L'appétit est nul, le sommeil agité.

Je prescris l'usage de trois demi-verrées de petit-lait, un bain de petit-lait d'une heure et demie. Des injections de petit-lait. Le spéculum ne me démontra aucune altération du col de l'utérus ni du museau de tanche. Ce traitement, continué pendant trois semaines en augmentant seulement la durée des bains, amena d'abord un changement dans l'état de la malade, puis une amélioration telle, que la malade quitta l'établissement au vingt-sixième jour dans un état de santé complet.

DIXIÈME OBSERVATION.

Trouble profond de l'innervation; accident survenu dans les fonctions des organes de l'estomac, des intestins et de l'utérus.

Mme de V..., de Rouen, âgée de **35** ans, d'une constitution nervoso-sanguine, a été réglée de bonne heure, elle a constamment joui d'une bonne santé jusqu'à l'âge de **32** ans, époque à laquelle elle vint à Paris. Pendant la première année de son séjour dans la capitale, elle a été prise de quelques douleurs névralgiques à la face, qui ont cédé à un traitement rationnel. L'année suivante, ces douleurs reparurent à la suite de l'hiver, après les fatigues inséparables d'une saison où Mme de V.... passa souvent les nuits, soit dans des fêtes, soit aux théâtres. Dès la fin de l'hiver, elle se plaignit de tiraillements d'estomac, d'une constipation opiniâtre. La perte d'appétit survint, et les aliments recherchés par cette dame ne consistaient plus qu'en pâtisseries et substances sucrées. Des douleurs vagues survinrent à la région lombaire, elles se portèrent de là au bas-ventre et aux cuisses. Son médecin, professeur à la faculté de médecine, après un examen du col de l'utérus, ayant reconnu que cet organe était le siège de légères excoriations et d'un engorgement du col, pratiqua quelques cautérisations qui amenèrent un soulagement passager. Il prescrivit le repos absolu. Sous l'influence de ce traitement, les ulcérations du col se cicatrisèrent, l'engorgement diminua: mais la perte d'appétit, le défaut d'appétence continuèrent, et l'état nerveux de la malade persista. La moindre contrariété qu'elle éprouvait, la plus légère émotion, soit de peine, soit de plaisir, déterminaient un état spasmodique qui persistait pendant des semaines entières, malgré l'usage des antispasmodiques et des bains.

Cet état se prolongea pendant deux années ; les bains de mer, qui lui avaient été conseillés, n'amenèrent aucun soulagement. Les troubles du système nerveux allant en augmentant, on lui conseilla l'usage des bains de petit-lait d'Allevard.

Le lendemain de son arrivée, je lui prescrivis le traitement suivant:

Le matin, trois verrées de petit-lait, un bain de petit-lait d'une heure et demie, un régime composé de viandes blanches, le vin de Bordeaux et des promenades à âne et en s'élevant sur les hautes montagnes. Continué pendant 10 jours, ce traitement amena le sommeil, l'appétit revint, et, à dater de ce moment, la malade alla mieux. Au quinzième jour, elle prit deux bains de petit-lait par jour, et le vingt-septième jour elle quitta l'établissement parfaitement rétablie.

ONZIÈME OBSERVATION.

Mme N..., âgée de 24 ans, a été réglée de bonne heure ; son tempérament sec et nerveux n'a jamais été troublé par des indispositions sérieuses jusqu'à l'âge de 19 ans, époque à laquelle elle se maria et où elle devint grosse. Son accouchement fut très-pénible, on fut obligé d'appliquer le forceps. A dater de ce moment, elle fut toujours souffrante. Ses digestions devinrent difficiles ; deux heures après le repas, elle était prise de vomissements, après lesquels elle se trouvait momentanément soulagée. Le moindre exercice la fatiguait, le sommeil était léger, et de violentes douleurs dans la région abdominale forçaient souvent la malade à se coucher. Alors elle se courbait presque en deux. Cette position seule semblait procurer un peu de soulagement. Divers traitements furent employés ; elle alla aux bains de mer, qui semblèrent procurer quelque amélioration qui pourtant ne fut que de peu de durée. L'année suivante, elle se rendit aux eaux de Plombières, qui, au lieu de calmer les douleurs ne firent que les exaspérer. Son médecin, M. Récamier, lui prescrivit l'usage des bains de petit-lait d'Allevard. A son arrivée, je constatai les symptômes qui

viennent d'être énumérés. Le corps est amaigri, la peau sèche
et rugueuse, l'appétit nul, le sommeil pénible et rare. Je prescris le petit-lait en boisson. Les bains de petit-lait d'une heure
et demie de durée d'abord, puis de deux heures jusqu'à trois
heures. Un régime très-doux et un exercice très-modéré à âne,
en s'élevant progressivement. Ce traitement, continué pendant
un mois, a amené la guérison de cette dame.

DOUZIÈME OBSERVATION.

*Névralgie hémicranienne; douleurs vagues dans la
poitrine et l'abdomen.*

Mme P...., de Tarare, brune, âgée de 36 ans, d'une constitution nerveuse, a eu plusieurs enfants. Ses couches ont
été heureuses. Elle a joui jusqu'à l'âge de 33 ans d'une
bonne santé.

A la suite d'une frayeur, elle a été prise de violents maux
de tête, qui se localisèrent au côté gauche de la face. Divers
traitements furent employés. Loin de produire du soulagement à la malade, ils ne firent qu'augmenter les douleurs.

Sept mois après, les digestions devinrent difficiles, la respiration devint parfois embarrassés. La malade éprouvait
un resserrement derrière le sternum, quelques palpitations
se déclarèrent au cœur. Ces accidents s'augmentèrent de
douleurs tantôt dans un côté, tantôt dans un autre de l'abdomen. Elle perdit l'appétit, et le sommeil, et l'amaigrissement se déclara.

On lui conseilla les eaux de Saint-Alban. Elle se rendit
à cet établissement, où elle séjourna pendant un mois.
Sous l'influence de l'action de ces eaux acidules, les digestions devinrent un peu plus faciles, les douleurs névralgiques de la face parurent diminuer. Cet état d'amélioration
se prolongea pendant un mois et demi, après lequel les douleurs revinrent aussi fortes qu'elles l'avaient été. L'année
suivante, on lui conseilla les eaux de Vichy. M. Prunelle
lui fit suivre un traitement complet qui, au lieu de soulager la malade, ne fit qu'exaspérer ses douleurs. Elle passa
l'automne et l'hiver suivant privée entièrement de sommeil.
Elle ne pouvait digérer que des aliments fortement épicés
ou vinaigrés. Au mois de juillet dernier, les bains de petit-
lait d'Allevard lui ayant été prescrits, elle vint à notre
établissement.

J'ordonnai l'usage pour boisson de trois demi-verrées de petit-lait. Un bain de petit-lait fut pris tous les matins, de une heure et demie. Sous l'influence de ce traitement, la malade reprit du sommeil, l'appétit se réveilla, et le mieux se déclara. La durée des bains fut angmentée progressivement. Les forces revenant, je conseillai à la malade de faire quelques promenades. Continué pendant un mois, ce traitement procura une guérison complète, et la malade retourna chez elle n'éprouvant plus de douleurs de tête, de maux d'estomac, toute les fonctions paraissaient s'effectuer régulièrement.

TREIZIÈME OBSERVATION.

Tremblement nerveux de la tête et des mains; douleurs lombaires.

M. M...., âgé de 53 ans, ancien voyageur de commerce, d'un tempérament nerveux-sanguin, nous est adréssé par M. le docteur Brachet. Ce malade a eu une vie trés-agitée. Plusieurs affections vénériennes, qu'il a eues dans sa jeunesse, ont nécessité des traitements mercuriaux bien dirigés. Il ne s'est jamais ressenti de ces maladies. Il y a deux ans, sans cause connue, il s'est aperçu que sa tête exécutait certains mouvements auxquels il ne pouvait s'opposer. A ces mouvements vinrent s'adjoindre un tremblement continu de la main droite. Divers traitements furent employés par cet habile praticien, sans obtenir de résultats satisfaisants. Les bains de Plombières furent mis en usage. Ils ne produisirent aucun effet sensible. Le tremblement allant toujours en augmentant, M. le docteur Brachet nous adressa ce malade.

Je prescrivis le traitement suivant: trois verrées de petit lait; bains de petit-lait d'une heure et demie de durée.

Sous l'influence du petit-lait, le malade eut d'abondantes urines et, au bout de dix jours, il me fit part de l'observation qu'il venait de faire d'une certaine quantité de petits graviers qu'il avait rendu pendant la nuit. Le traitement fut continué. Les graviers sortaient chaque fois qu'il urinait. Trois semaines après, il n'en rendait plus. Les douleurs lombaires avaient cessé, le tremblement de la tête avait disparu, il ne restait plus qu'un spasme fort léger à la main droite. Le malade qui, depuis plus de deux ans, ne pouvait plus écrire, correspondait facilement avec sa famille. Il quitta l'établissement très-content de son séjour à Allevard.

QUATORZIÈME OBSERVATION.

Tremblement nerveux des deux mains.

M. le comte de L...., des environs de Montbrison, nous est adressée par M. le docteur Bouchacourt. Ce malade, âgé de plus de 60 ans, a été pris, il y a plusieurs années, d'un tremblement nerveux des deux mains. Divers traitements ont été mis en usage, sans produire d'amélioration. Il a pris les eaux à Vichy, à Néris, à Plombières, à Uriage, sans obtenir d'amélioration. A son arrivée à Allevard, l'agitation spasmodique des mains est telle, qu'il ne peut manger que difficilement, il lui est impossible d'écrire. Il se plaint de quelques douleurs dans la région lombaire. Le someil est difficile.

Je prescris l'usage de trois vérrées d'eau minérale coupée avec du lait. Un bain de petit-lait matin et soir, d'une heure et demie chaque. Il continue ces bains pendant un mois. Ce traitement commence par procurer un sommeil plus tranquille l'appetit se reveille, les forces revinnent. Les urines, qui étaient rares dans le principe, deviennent abondantes, claires, et sont suivies de la sortie d'une certaine quantité d'un sable trés-fin. A dater de ce moment, le mieux se prononça, l'état spasmodique du malade se calma, et il quitta l'établissement très-satisfait du séjour qu'il y avait fait.

QUINZIÈME OBSERVATION.

M. P......, âgé de 16 ans, d'une constitution très-irritable, a eu une enfance très-heureuse, sa santé avait toujours été bonne, lorsqu'il y a dix-huit mois, il fut pris d'un tremblement nerveux de tout le côte gauche du corps. Divers traitements furent mis en usage. Les bains, les antispasmodiques de toute espèce ont été employés, sans produire d'amélioration. Les préparations de noix vomiques sous toutes les formes ont été employées sans succès.

Il nous est adressé pour suivre un traitement thermal sulfureux. Guidé par les résultats précédents, je me déterminai à lui conseiller l'usage des bains de petit-lait.

Son traitement consista en un litre de petit-lait en boisson dans la matinée, un bain de petit-lait d'une heure dans le principe, et augmenté progressivement jusqu'à deux heures et demie de durée.

Quelques grande douches sulfureuses furent données. Sous l'action de ce traitement, les mouvements se calmèrent peu à peu et finirent par cesser complétement; aussi quitta-t-il l'établissement entièrement rétabli.

SEIZIÈME OBSERVATION.

Eczéma aigu des cuisses.

M. R..., maître de forges près de Besançon, âgé de 72 ans, d'un tempérament sanguin, doué d'une forte constitution, est atteint depuis six mois d'une éruption eczémateuse couvrant la surface des cuisses et des jambes. Ce malade nous est adréssé par M. le docteur Laboré, de Lyon. Ce savant praticien nous explique que cette éruption sur les membres inférieurs a remplacé un rhumatisme auquel il était sujet. Il a employé, pour combattre cette maladie, des bains sulfureux artificiels, alternés avec des bains de farine d'orge, de froment; des cautérisations avec l'acide chlorhydrique et avec la solution d'azotate d'argent. Cette opération a augmenté momentanément l'inflammation de cette affection.

Le malade étant arrivé à l'établissement le 7 juillet dernier, il me présenta l'état suivant:

L'état du corps est bon, l'appetit très-prononcé, le sommeil difficile, les démangeaisons et les cuissons qu'éprouve le malade sont très-vives. Elles ont lieu surtout pendant la nuit.

L'examen de la surface du corps me montre que le dos, la tête, sont recouverts de squames épaisses, le tissu cutané qu'elles recouvrent est peu irrité. Cependant il y éprouve des démangaisons. Les cuisses, depuis leur partie supérieure jusqu'au niveau des articulations des pieds, ne présentent qu'une surface d'un rouge très-vif. Le derme est partout à nu, il est le siége d'une inflammation très-vive déterminant des cuissons très-douloureuses qui ne peuvent être calméee que par des applications de fromage blanc recouvert de feuilles de laitue.

Je prescris au malade trois verrées d'eau minérale sulfureuse, un bain de petit-lait à 25° centig. de deux heures de durée, un régime végétal et le repos sur le lit. Je fais suivre ce traitement pendant six jours, au bout desquels le malade se trouve un peu mieux; les démangeaisons, les cuissons se sont un peu calmées. Je fais prendre deux bains de petit-lait par jour, pendant huit jours. Les cuisses ne sont recouvertes, après le bain, que d'une simple compresse de batiste. Au bout de ces huit jours, une partie des ulcérations s'est cicatrisée, le sommeil est revenu, les squames de la tête et du dos sont tombées, et le malade n'éprouve déja plus de démangeaison dans ces parties. Les cuissons des extrémités inférieures sont bien calmées. Je fais ajouter un sixième d'eau sulfureuse au bain de petit-lait, le malade s'en trouve bien. Je fais augmenter progressivement la quantité d'eau sulfureuse au bain de petit-lait, le malade s'en trouve bien. Je fais augmenter progressivement la quantité d'eau sulfureuse, et j'arrive ainsi à lui faire prendre des bains sulfureux purs. Ce traitement, continué pendant un mois, a donné lieu à une guérison complète. A son départ de l'établissement, le tissu cutané est cicatrisé, le malade n'éprouve plus aucune démangeaison. Une lettre qu'il a écrite depuis confirme sa guérison.

Cette dernière observation fait voir quelle grande influence exerce sur les inflammations du derme la matière mucilagineuse contenue dans le petit-lait.

Je pourrais donner encore plusieurs observations que j'ai recueillies sur les divers cas de maladies pour lesquelles les malades ont été envoyés prendre les bains de petit-lait; mais je crois que celles qui ont été citées dans ce mémoire sont suffisantes pour montrer la puissante action thérapeutique du petit-lait, qui, dans les affections chroniques des organes pulmonaires ou abdominaux, nous a procuré ainsi des succès inespérés. Associé à l'eau sulfureuse d'Allevard, en détruisant chez quelques malades l'excitation produite par le principe sulfureux, j'ai pu guérir certaines affections qui, sans ce moyen, n'auraient pu être modifiées.

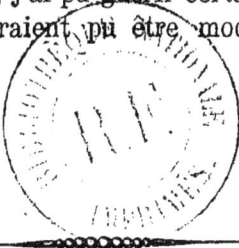

Nice, 1875. — *Imprimerie Caisson et Mignon, place St-Dominique, 1.*

www.ingramcontent.com/pod-product-compliance
Lightning Source LLC
Chambersburg PA
CBHW050530210326
41520CB00012B/2508